KREUZNACH

SES EAUX MINÉRALES BROMO-IODURÉES

ET

SES EAUX-MÈRES.

KREUZNACH

SES EAUX MINÉRALES BROMO-IODURÉES

ET

SES EAUX-MÈRES

PAR LE

Dr HENRI PRIEGER

MÉDECIN PRATICIEN, CHIRURGIEN ET ACCOUCHEUR A KREUZNACH.

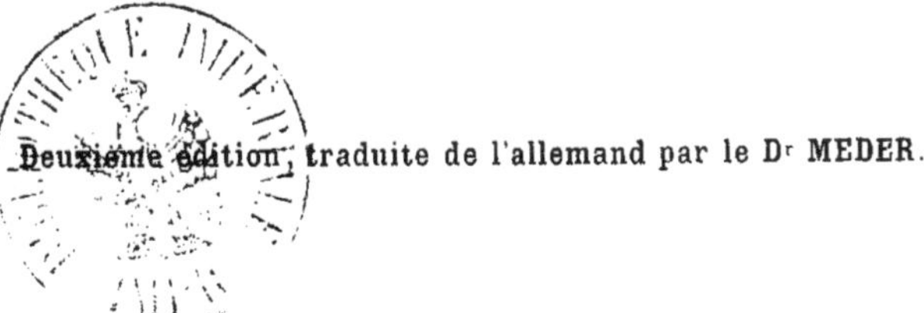

Deuxième édition, traduite de l'allemand par le Dr MEDER.

KREUZNACH,

DÉPOT CHEZ L'AUTEUR.

1862.

STRASBOURG, TYPOGRAPHIE DE G. SILBERMANN.

PROLOGUE.

Cette seconde édition de mon ouvrage sur nos sources minérales est devenue indispensable, parce que la première que j'ai publiée en 1857 est épuisée.

Cette nouvelle édition ne diffère guère de la première, car les observations très-nombreuses que j'ai été à même de faire pendant ces quatre dernières années, n'ont fait que me confirmer dans mes opinions.

En publiant cette notice j'ai particulièrement en vue de tracer un tableau aussi complet et cependant aussi court que possible, des ressources thérapeutiques de Kreuznach. J'ai évité avec soin tout ce qui n'a pas un rapport direct avec l'action thérapeutique, comme par exemple, les descriptions historiques, géologiques et les théories en général. Pensant faciliter ainsi aux lecteurs les moyens de prendre connaissance de l'espèce de nos moyens curatifs, de leur usage, de leur mode d'action et de leur sphère d'action, je décris successivement:

Les éléments hygiéniques généraux de la localité;

La composition physico-chimique de nos eaux minérales;

Leur mode d'emploi comme agents thérapeutiques;

Le genre de vie des baigneurs, qui doit concorder nécessairement avec la cure pour la rendre profitable;

Les formes morbides que nous traitons avec succès.

Je dois les notices sur le climat, à l'obligeance de M. le docteur Dellmann, supérieur du Gymnase, et qui dirige ici la station météorologique royale prussienne.

Le chapitre physico-chimique a été complété et refait à neuf sur certains points, par M. Polstorf, chimiste et pharmacien, dont l'exactitude et la compétence sont généralement connues et appréciées.

La partie médicale, qui m'appartient en propre, est le résultat d'une pratique médicale de dix-sept années, et d'observations balnéologiques que j'ai faites avec beaucoup d'exactitude et d'intérêt pendant huit ans. A côté de cette expérience particulière, j'ai eu le bonheur de pouvoir mettre à profit l'expérience si étendue de mon père, le docteur J. E. P. Prieger, conseiller sanitaire-secret et premier médecin des eaux, qui a, comme fondateur de nos bains, une expérience de plus de quarante années, pendant lesquelles une clientèle excessivement nombreuse lui a permis d'établir d'une manière presque définitive le meilleur mode d'emploi de nos eaux et les effets curatifs qu'on peut en espérer dans chaque maladie.

Que cette notice soit reçue avec bienveillance par mes collègues, et qu'elle puisse tourner au plus grand bien des baigneurs, voilà mon seul souhait.

Kreuznach, avril 1862.

Dr Henri PRIEGER.

KREUZNACH

ET

SES EAUX MINÉRALES BROMO-IODURÉES.

CHAPITRE PREMIER.

Topographie. — Climatologie.— État sanitaire de Kreuznach et de ses environs.

Kreuznach est une petite ville de 11,241 habitants, bâtie sur les rives de la Nahe et formant la frontière sud-est des provinces de la Prusse rhénane. Elle est en communication directe avec toutes les capitales de l'Europe par les chemins de fer du Rhin et de la Nahe et leurs embranchements. On y arrive de tous ces points à peu de frais et avec une grande rapidité ; ainsi : de Berlin en 16 heures, de Hambourg et de Bremen en 17 heures, de Munich en 17 heures, de Bruxelles en 13 heures, de Paris en 16 heures, de Londres en 18 heures, d'Amsterdam et de La Haye en 14 heures.

Kreuznach est situé sous le 49,82 degré de latitude et sous le 25,50 degré de longitude, à 335 pieds au-dessus du niveau de la mer du Nord. Au sud, il est adossé aux grandes chaînes de montagnes qui séparent l'Allemagne du nord au sud; du côté sud, contre le fameux Hunsrücken qui va de ouest-sud-ouest à est-nord-est. Cette montagne est élevée de 2500 pieds et descend par gradins jusqu'à la ville qu'elle protége contre les vents si rudes du nord et du nord-ouest.

Le climat de Kreuznach a la réputation d'être un des plus doux de l'Allemagne. Plus tard je m'étendrai davantage sur l'heureuse influence qu'il exerce.

La partie de la vallée de la Nahe, dans laquelle jaillissent les eaux minérales de Kreuznach, sur une étendue d'une lieue, et dans laquelle sont situés tous les établissements thermaux, forme, du sud au nord, comme une excavation pittoresque taillée dans des roches porphyréennes, d'où partent, depuis l'Élisabethquelle, et s'étendant vers le Rhin, une série de collines composées d'abord de grès, puis de couches de formation ultérieure qui deviennent de plus en plus petites et de plus en plus plates.

Les différentes séries de montagnes déterminent aussi le caractère des différents terrains. Au sud on trouve des lignes fortement accentuées de roches porphyréennes qui s'élèvent à pic; ces roches s'élèvent à Gans et à Hardt à 660 et à 780 pieds au-dessus du niveau de la vallée, et à Rheingrafenstein, à Ebernburg, à Steegfels et à Rothenfels elles s'élançent presque perpendiculairement du lit du fleuve, en présentant des configurations pittoresques et grotesques qu'on ne retrouve nulle part ailleurs. C'est au milieu de ce cadre romantique que sont situées les salines de Münster, de Theodorshalle et de Karlshalle; vers le nord, où les montagnes présentent la forme stratifiée, les collines sont moins élevées et aboutissent à des plaines.

Au milieu de cette nature pittoresque coule la Nahe en décrivant mille et mille contours gracieux; cette rivière descend des montagnes par une pente assez rapide (à peu près 34 pieds par lieue depuis Münster jusqu'à Kreuznach). La Nahe reçoit plusieurs autres cours d'eau plus ou moins considérables et aussi rapides qu'elle, et comme toutes ces eaux s'écoulent très-vite, il ne reste nulle part ni flaque d'eau ni mare, ce qui contribue beaucoup à la salubrité du pays; de plus, ces eaux servent encore à faire marcher trois salines et un grand nombre de moulins. La ville, ainsi que les alentours, sont riches en sources qui fournissent une eau potable très-claire, très-saine et très-agréable.

Le terrain autour de Kreuznach est composé de roches ou de détritus de porphyre et de grès rouge qui se montrent dans le voisinage du fleuve sous forme de graviers et de couches de sables, et dans les vallées et les plaines sous forme de terrain d'alluvion très-fertile, toujours sec et ne présentant jamais le caractère limoneux.

Les montagnes sont recouvertes de magnifiques forêts de chênes et de sapins, les collines et les pentes exposées au sud sont chargées de vignes qui donnent un produit supérieur, et les vallées présentent une magnifique culture où l'on obtient, soit en plaine, soit dans les jardins, les plus beaux produits que puisse donner l'Allemagne du sud.

Les botanistes connaissent la richesse et la variété de la Flore de Kreuznach qui présente à peu près 1300 plantes phanérogames. Parmi elles, il y en a beaucoup qui viennent du sud, telles que les pêches, les abricots, les coings, les reines-claudes, toutes les espèces de cerises et de prunes, des nèfles, des noix, la châtaigne comestible, les amandes et principalement la vigne, toutes plantes qui réussissent magnifiquement chez nous et donnent des fruits de qualité supérieure.

La position géographique ainsi que la configuration du pays, les conditions d'irrigation et de culture influent sur le climat d'une manière très-favorable. La formation des terrains qui entourent Kreuznach rend son séjour très-doux, très-agréable et très-bienfaisant.

La chaleur, même pendant les mois les plus chauds, n'est jamais très-forte ici, car elle est presque toujours tempérée par une légère brise.

D'après des observations très-exactes la moyenne de la température a été dans les dernières huit années de 15° R.

C'est ordinairement pendant les mois de juillet et d'août que nous avons les journées les plus chaudes, et, même alors, la chaleur ne dépasse que bien rarement 25° R. à l'ombre; c'est avant le lever du soleil que la température est le plus basse; elle atteint son maximum d'élévation de 2 à 3 heures de l'après-midi, sa moyenne est le matin et le soir de 8 à 9 heures.

Le degré de chaleur des différents moments de la journée ne diffère ordinairement que de quelques degrés pendant toute la saison des bains; il n'y a de grandes variations que lorsqu'il y a des orages.

D'après des observations exactes, la moyenne de la pression atmosphérique des dernières huit années a été de 332,24 lignes de Paris. Les changements sont ici comme partout en rapport avec les conditions météorologiques générales. Ils ne sont considérables et subits que par les temps d'orages, même quand ceux-ci ne nous touchent pas et passent à une certaine distance.

L'hygrométrie est en rapport direct avec la chaleur. L'humidité de l'air diminue à mesure que la chaleur devient plus forte et *vice versâ*. En été, l'atmosphère n'est jamais saturée de vapeurs d'eau, elle ne l'est en hiver que 4 à 6 fois tout au plus.

Cette humidité est très-variable ici selon les localités; ainsi, autour des bâtiments de graduation elle est plus forte qu'autour de Kreuznach même. C'est ordinairement de 3 à 4 heures de l'après-midi que l'air est le plus sec.

Nous sommes dans la zone des pluies d'été qui ne se montrent ordinairement que sous forme d'ondées passant très-rapidement; sous cette forme elles sont très-agréables, elles rafraîchissent l'atmosphère, détrempent la poussière, entraînent les autres émanations, et modèrent ainsi la chaleur qui, sans elles, deviendrait quelquefois très-incommode.

En été le ciel est très-souvent recouvert de nuages amoncelés qui, par leurs formes fantastiques, grotesques, reproduisent fréquemment très-bien la physionomie si pittoresque de notre contrée, et l'ombre qu'ils projettent sur nous est en général très-agréable, et nous garantit des rayons du soleil, qui, sans elle, seraient difficilement supportés; cette formation de nuages se produit en général l'après-midi; c'est le soir qu'il y en a le moins, et le matin il n'y en a qu'un peu.

Nous vivons dans la zone des *orages d'été*.

Ces orages cependant ne sont jamais dangereux chez nous; nous n'avons jamais ni grêle ni foudre; les montagnes qui sont situées au sud-ouest les attirent de leur côté, de sorte qu'ils ne s'abattent que très-rarement sur la ville même.

L'*électricité atmosphérique* est à son minimum en été, et augmente rapidement vers l'hiver; elle est presque toujours positive, surtout quand le temps est clair; ce n'est que par exception qu'elle est négative, quand il commence à pleuvoir et qu'il y a un orage. Elle est à son maximum le matin et le soir de 8 à 9 heures, et à son minimum le matin et le soir de 2 à 4 heures.

Les *brouillards* sont très-rares en été et se dissipent très-rapidement dès que le soleil se lève.

La *rosée* est très-abondante pendant les nuits claires; c'est après le coucher du soleil qu'elle est le plus sensible, plus tard l'air redevient plus sec.

On ignore ici ce que c'est que des *exhalaisons nuisibles* provenant de la terre ou de la putréfaction de substances organiques, et qui deviennent souvent des causes de maladies.

Le vents sont ce qu'ils doivent être dans un climat comme le nôtre, qui tient le milieu entre le climat maritime et celui du continent; le vent qui règne le plus souvent chez nous est celui du sud-ouest. Cependant la direction des vents éprouve des modifications très-variables, par suite de la configuration du pays, des cours d'eau, et par suite de la différence de température de chaque localité; mais ces conditions, toutes locales, n'exercent qu'une influence relativement faible sur la direction générale du vent.

Ainsi, il n'est pas rare que par une belle matinée d'été, nous observions une brise venant de l'ouest, qu'on ne peut expliquer qu'en se rappelant que ce sont les pays de l'Est qui s'échauffent les premiers. Un exemple remarquable de ces vents locaux nous est fourni par la Wisper, dans la vallée du Rhin, près de Bingen.

Nous n'avons presque jamais un calme complet, et les journées qui seraient les plus chaudes, deviennent supportables, parce que l'air est toujours agité par une brise légère.

Les changements brusques de température sont très-rares, les orages même n'occasionnent que très-rarement un abaissement notable et rapide de la température, ou des bourrasques.

L'air de Kreuznach est pur, élastique, riche en oxygène, modérémment chaud et humide, presque toujours en un état de circulation très-doux; le ciel est ordinairement recouvert de nuages amoncelés qui, tout en tempérant l'éclat et la chaleur du soleil, ne troublent cependant pas son influence bienfaisante; leurs formes changeantes et pittoresques ne contribuent pas peu à animer le paysage et à le rendre plus gracieux. Les ondées qui sont fréquentes chez nous, mais de peu de durée, exercent une action très-bienfaisante sur le règne végétal et animal.

On s'accorde généralement à *regarder le climat de Kreuznach comme très-sain, très-fortifiant et vivifiant.* Les étrangers ne tardent pas à en éprouver l'influence salutaire. Les enfants y prospèrent très-bien; les personnes épuisées, surtout celles qui viennent des pays marécageux, où règne la fièvre intermittente, reviennent ici rapidement à la santé, même sans l'usage d'aucun médicament. Les maladies sporadiques qui se déclarent à Kreuznach même, sont presque toujours la suite d'une imprévoyance, d'un accident ou d'un régime mal entendu.

Les épidémies sont très-rares chez nous, et quand il s'en déclare une par hasard, elle est toujours très-bénigne ; les maladies endémiques sont inconnues dans la ville et ses environs. La *fièvre typhoïde* ne se montre que par cas sporadiques très-bénins en général ; le *choléra* nous a épargnés jusqu'ici ; la *variole* n'a plus été observée depuis nombre d'années ; ses diminutifs apparaissent une fois tous les dix ans peut-être, sous forme de cas isolés venant du dehors.

La constitution médicale est en général en rapport avec la saison et la température ; en été elle présente ordinairement la forme catarrho-gastrique, à laquelle se joint quelquefois un caractère bilieux mais seulement quand il y a une forte chaleur pendant un certain temps.

Outre le Kurhaus qui est magnifiquement organisé, Kreuznach présente encore à la disposition des baigneurs un grand choix d'autres logements, tous très-bons, très-bien situés et présentant toutes les commodités désirables. Comme on a construit beaucoup de maisons nouvelles, les prix sont moins chers qu'autrefois, bien que la plupart des habitations soient maintenant pourvues de tout ce qui est nécessaire pour faire une cure.

Cette dernière circonstance est très-importante pour le baigneur et donne à Kreuznach un avantage qu'on ne retrouve dans aucun autre bain, car elle permet à tous les malades, même aux plus faibles, de se baigner et de continuer leur cure par les temps les plus mauvais, sans s'exposer aux refroidissements.

Les habitants sont aimables, prévenants et font tout leur possible pour rendre à leurs hôtes le séjour de Kreuznach aussi agréable, aussi commode et aussi utile que possible.

A chacun des sites si nombreux et si beaux des environs, se trouvent des établissements où l'on peut se rafraîchir et s'amuser; parmi les propriétaires c'est à qui soignera le mieux et à des prix plus modérés ceux qui viennent visiter leurs établissements.

Les autorités s'empressent toujours de venir en aide aux baigneurs pour tous leurs besoins; les prix des objets de première nécessité sont fixés d'après les circonstances. On s'occupe d'entretenir la sécurité, la tranquillité et la propreté des promenades et des rues qui sont même arrosées quand cela est nécessaire; sur tous les points de vue attrayants on a établi des siéges, éloignés les uns des autres d'une distance convenable et sur lesquels les promeneurs peuvent se reposer.

En résumé, Kreuznach et ses environs offrent tous les avantages à ses hôtes; un pays magnifique, un climat sain et agréable, une grande richesse botanique, géologique et historique, d'excellents établissements pour les baigneurs, pour leur santé et leurs plaisirs, et de plus ses eaux minérales si renommées. Tout cela forme un ensemble de conditions hygiéniques tellement favorables pour le corps, pour l'esprit et le moral, qu'on ne les retrouve ainsi réunies et en telle harmonie dans aucune autre station thermale.

CHAPITRE II.

Composition physico-chimique des eaux minérales de Kreuznach.

Nous passerons sous silence les différentes théories qu'on a établies pour expliquer comment se forme notre eau minérale dans l'intérieur de la terre, car elles n'ont aucune valeur pour nous au point de vue médical, et nous passerons immédiatement aux propriétés des différents moyens curatifs que nous avons à notre disposition et qui sont plus importants.

I. EAU MINÉRALE SALINE.

Parmi un grand nombre de sources salines qui ne servent en partie que pour alimenter les salines proprement dites, les sources suivantes ont seules de l'importance pour le médecin ; ce sont :

1° L'*Elisabethquelle* (source d'Élisabeth).

2° La *Nahequelle* (source de la Nahe).

3° La *Oranienquelle* (source d'Oranie).

4° Le *Karlshaller Brunnen* (fontaine de Karlshalle).

5° Le *Theodorshaller Brunnen* (fontaine de Theodorshalle).

6° Le *Münsterer Hauptbrunnen* (fontaine principale de Münster).

On ne boit que l'eau des sources nos 1, 4, 5, 6.

On emploie l'eau de toutes pour les bains.

Les sources sont toutes très-bien captées et sourdent dans des bassins en pierre. La température, la saison et d'autres causes n'exercent aucune influence sensible sur la composition de l'eau minérale.

Prise à la source cette eau est claire et incolore ; elle dégage abondamment du gaz acide carbonique qui monte à la surface sous forme de bulles et s'attache aux parois du vase qui contient l'eau. Si cette eau reste exposée un certain temps à l'air, elle commence à se troubler; quand elle reste plus longtemps, il s'en sépare un dépôt brun jaunâtre (ocre), après quoi l'eau redevient parfaitement limpide.

Cette ocre est composée de carbonate de chaux, d'oxyde de fer, d'oxyde de manganèse, de silicium et d'argile.

La source de l'eau minérale est salée, légèrement amère, piquante sur la langue et légèrement astringente.

Prise toute fraîche à la source elle n'a pas d'odeur particulière, mais laissée dans un vase pendant un certain temps elle prend une légère odeur qu'on peut comparer à celle de l'air de la mer ou de celui des maisons de graduation.

En contact avec la peau elle donne une sensation de fraîcheur et de bien-être.

La température des sources est variée, mais même celle des sources les plus chaudes n'est pas assez élevée pour qu'on puisse s'en servir pour des bains sans la chauffer. D'après des expériences toutes récentes l'Elisabethquelle a 10° R.; la Oranienquelle 10° R.; le Theodorshaller Brunnen 16°,6 R.; le Karlshaller Brunnen 18°,3 R.; le Münsterer Hauptbrunnen 24°,5 R.

Le poids spécifique de ces eaux minérales est à 14° R. pour l'Elisabethquelle de 1,0095, pour la Nahequelle de 1,010, pour la Oranienquelle de 1,0095, pour le Karlshaller Brunnen de 1,0117, pour le Theodorshaller Brunnen de 1,0102 et pour le Münsterer Hauptbrunnen de 1,007.

D'après les dernières recherches il résulte que toutes ces sources ont une composition qualitative identique, et que la seule différence qu'elles présentent repose sur le rapport quantitatif des différents éléments qui entrent dans leur composition.

De toutes les analyses qui existent, nous ne donnerons que celles qui ont été faites dans les derniers temps et par des hommes compétents.

D'après ces analyses 16 onces des eaux minérales suivantes renferment :

	ELISABETHQUELLE par BAUER.	ORANIENQUELLE par LIEBIG.	MUNSTERER-QUELLE par MOHR.
	Grains.	Grains.	Grains.
Chlorure de sodium	72,9223680	108,70500	60,9989
» de calcium. . . .	13,2769370	22,74900	11,0832
» de magnésium . .	0,2515250	. . . .	0,4711
» de potassium . . .	0,9717000	0,46080	1,3420
» de lithium	0,075000	impondérable	. . .
Bromure de magnésium . .	. . . .	1,78073	. . .
» de sodium	0,3072000	. . . .	0,6635
Iodure de magnésium . . .	. . . .	0,01247	. . .
» de sodium	0,0032145	. . . .	0,0001
Carbonate de chaux	. . .	0,25555	1,1231
» de baryte. . . .	0,2994200	. . . .	. . .
» de magnésie. . .	1,3511240	1,13018	. . .
» de strontiane . .	0,6835100	. . . .	. . .
» de fer	0,1993550	0,35623	1,0340
» de manganèse . .	0,0095665	. . . .	. . .
Silicium.	0,3139530	0,99966	0,0078
Phosphate d'argile	. . . .	0,09541	. . .
Argile pure.	0,0215320	impondérable	. . .
Total des substances solides.	90,6864050	136,54503	76,7237

La détermination quantitative de l'acide carbonique n'a été faite que pour la seule source de Münster, par Mohr.

D'après ce chimiste, cette source contient, à pression atmosphérique ordinaire et à 0° R. 20,9 volume °/₀ d'acide carbonique libre.

Du trou de forage des sources de Münster et de Theodorshalle il se fait un léger dégagement de carbure hydrique, mais dont la quantité n'a pas encore été déterminée.

Ce qui donne un caractère remarquable aux eaux minérales de Kreuznach, c'est la proportion d'iode qu'elles contiennent, ainsi que leur richesse en composés bromurés et chlorurés, parmi lesquels il faut surtout remarquer le chlorure de calcium, ainsi que l'absence complète de sulfates dont on ne trouve aucune trace.

II. L'EAU SALINE GRADUÉE.

On appelle ainsi l'eau d'une source minérale qui a été concentrée dans les bâtiments de graduation et dont l'ocre est séparée.

La contenance de cette eau concentrée varie de 14 à 24 °/₀.

Mohr a analysé l'eau ainsi concentrée de la source principale de Münster, qui renfermait 14 °/₀ de substances salines ; à 12° R. cette eau avait un poids spécifique de 1,118 et renfermait dans 16 onces les éléments suivants :

	Grains.
Chlorure de sodium	927,6365
» de calcium	155,4586
» de magnésium	12,0192
» de potassium	19,0771
Bromure de sodium	9,7766
Iodure de sodium	0,0056
Argile	0,2304
Oxyde de fer	des traces.
Total	1124,2040

III. LES EAUX-MÈRES.

a) *Liquides.*

Quand les eaux graduées ont été bouillies trois fois et qu'on en a retiré le sel de cuisine cristallisé, il reste. dans la chaudière comme résidu de l'opération ce qu'on appelle les eaux-mères liquides.

Ce liquide est d'une limpidité parfaite, il est de consistance huileuse, et examiné dans des verres d'un diamètre de 70 millimètres, il a une teinte brun jaunâtre.

Son odeur est analogue à celle de l'eau minérale concentrée, mais il présente en outre une faible odeur de bitume. Sa saveur est nauséabonde, très-salée, amère, aigrelette; au toucher il est huileux, et quand on le secoue il se recouvre d'une écume qui persiste longtemps; son poids spécifique varie peu, car on cherche toujours à en retirer le plus possible de sel de cuisine ; à une température de 17° C. Polstorf l'a trouvé de 1,3133.

Nous possédons deux nouvelles analyses chimiques des eaux-mères de Kreuznach, faites tout récemment par MM. Polstorf et Mohr, analyses qu'on peut regarder comme très-concluantes; elles présentent un grand accord, quand on considère que le point de concentration est exposé à des variations, et que la soustraction d'une partie d'eau, même peu importante, entraîne déjà après elle une grande différence en moins dans la contenance de ces eaux-mères en chlorure de sodium et en chlorure de potassium, tandis que la quantité des sels plus solubles (chlorure de calcium et de magnésium) s'y trouve augmentée; la différence qu'on observera pour quelques éléments dans les deux analyses s'explique donc facilement par la différence des poids spécifiques des eaux-mères que ces deux chimistes ont employés pour faire leurs analyses.

	Polstorf a trouvé avec un poids spécifique de 1,5155 :		Mohr a trouvé avec un poids spécifique de 1,3355 :
	a) dans 100 parties.	b) dans la livre (7680 grains).	dans la livre (7680 grains).
	P. %.	Grains.	Grains.
Chlorure de potassium. .	2,1916	168.31	130,8672
» de sodium . . .	2,9475	226,37	122,2652
» de lithium . . .	0,1035	7,95	des traces
» de calcium . . .	23,3069	1789,97	2014,0800
» de magnésium .	3,0054	230,81	287,5392
» d'aluminium . .	0,0203	1,56	. . . .
Bromure de sodium. . . .	0,7700	59,14	65,9712
Iodure de sodium.	0,0007	0,05	quantité indéterminée.
Chloride de fer	des traces	des traces	. . . .
Chorure de manganèse. .			
Acide phosphorique . . .			
Total de sels	32,3495	2484,16	2620,7232
Matières organiques et eau	67,6541	5195,84	
	100,0000	7680,00	

b) *Les eaux-mères solidifiées.*

En continuant à concentrer les eaux-mères jusqu'à ce que par le refroidissement elles se prennent en une masse cristalline, on obtient le sel des eaux-mères, qui se prête mieux à l'expédition que les eaux-mères liquides. On l'expédie en tonneaux dont le poids varie de 25 à 500 livres.

Comme ces eaux-mères consolidées en attirant l'humidité se liquéfient par suite très-facilement et passent alors à travers les jointures des récipients qui les renferment, il est prudent de les mettre, pour les conserver, dans un endroit bien sec et de placer les tonneaux sur du bois.

La proportion des eaux-mères liquides avec celles qui sont solidifiées est à peu près comme 2 : 3, de manière que pour rendre liquide le sel solidifié, il suffit de le mélanger avec de l'eau dans la proportion de deux livres de sel pour une livre d'eau.

Comme ces eaux-mères ainsi solidifiées sont versées encore toutes chaudes dans les tonneaux, et qu'elles s'y refroidissent lentement, il arrive, quoiqu'on s'y prenne à plusieurs reprises pour remplir un tonneau, que les différentes parties du contenu n'ont pas la même composition chimique, car les différents sels n'ayant pas le même point de cristallisation, se déposent par couches. Aussi est-il nécessaire, pour obtenir un produit identique, de dissoudre à la fois tout le contenu du tonneau; de cette manière, la composition chimique redevient la même pour toute la masse et on est fixé sur la force qu'on ajoute au bain par la quantité d'eaux-mères qu'on y met.

IV. ATMOSPHÈRE DES SALINES.

Jusqu'à présent l'air de l'atmosphère qui entoure les salines n'a pas encore été soumis à l'analyse chimique; mais l'analogie qu'il présente avec l'air de la mer, l'odeur toute particulière de l'atmosphère de nos salines, la forte pulvérisation de l'eau saline des maisons de graduation qui est prouvée, et surtout l'efficacité que l'expérience lui a trouvée, surtout dans les maladies des voies respiratoires, sont une preuve évidente que l'air qui entoure nos maisons de graduation contient beaucoup de particules salines, non-seulement de sel de cuisine, mais encore des autres sels qui entrent dans la composition de notre eau minérale.

V. VAPEURS DANS LES MAISONS DE GRADUATION.

M. Polstorf a examiné en 1855 les vapeurs des chaudières, à deux pieds au dessus de celles-ci, et a obtenu les résultats suivants :

	Série des jours d'ébullition pendant lesquels on a observé.	Température des vapeurs d'après le degré Reaumur.	POIDS spécifique des vapeurs concentrées.	CONTENANCE des vapeurs en sels anhydres, p. °/o.	CONTENANCE en eau par pied cube de vapeur, en grammes.	CONTENANCE en sels dans un pied cube de vapeur, en grammes.
Pendant l'ébullition.	1	52	1,0021	0,253	2,856	0,0072
	2	54	1,0045	0,566	3,005	0,0170
Pendant l'évaporation.	3	32	1,0005	0,078	0,895	0,0007
	5	29	1,0002	0,035	0,832	0,0003
	7	28	1,0000	0,026	0,761	0,0002
	9	26	1,0000	0,027	0,740	0,0002

CHAPITRE III.

Mode d'administration des ressources thermales de Kreuznach.

Les chapitres précédents, en nous faisant connaître les propriétés physiques et chimiques de nos eaux minérales, et les autres influences générales, telles que celles du climat, nous ont fait voir la variété extraordinaire de moyens thérapeutiques que Kreuznach offre aux malades qui viennent visiter ses thermes. Bien que l'expérience et la pratique aient à peu près fixé des règles générales sur la manière de se servir de ces eaux, il n'en est pas moins certain que c'est le médecin des bains seul qui peut, par suite de l'expérience qu'il a acquise, prescrire la manière dont elles doivent être employées le plus utilement, suivant l'individualité de chaque malade, et suivant les modifications que son état a subies ou peut subir par suite de l'influence des causes antérieures. Il y a peu de bains pour lesquels il soit plus nécessaire de s'adresser à un homme compétent, que les nôtres. Toute la personnalité de mon père, fondateur de notre station thermale, consiste à avoir toujours donné et à donner encore un exemple digne d'être imité par ses successeurs, c'est de faire tout ce qui est possible pour le bien des malades qui viennent chercher dans un bain la guérison ou le soulagement de leurs maux. Les profanes qui veulent se traiter ici eux-mêmes, sont exposées à bien des mécomptes, et de funestes exemples ont depuis longtemps averti le public qui fréquente nos bains, du danger de cette manière d'agir. Le médecin qui sait manier avec fermeté et expérience nos ressources thérapeutiques, qui, à chaque pas, peut guider et avertir son malade, peut encore souvent obtenir un résultat favorable, même dans des cas qui paraissaient désespérés. Souvent aussi, il est vrai, il est obligé de modérer dès le début des espérances exagérées, pour ne pas exposer plus tard ses clients à des déceptions; souvent encore il est obligé de modérer le trop grand zèle de personnes qui, à peine arrivées, voudraient voguer à pleines voiles, et faire tout à la fois, ou qui ne croient trouver leur salut qu'en s'administrant toutes nos ressources, *intus* et *extra*, à doses immodérées.

Quoique nous ayons obtenu des guérisons dans toutes les saisons, ce ne sont cependant que les mois de mai, juin, juillet, août et septembre qui forment la véritable saison. En hiver nous n'avons que l'action de nos eaux minérales, tandis qu'en été cette action est puissamment secondée par les forces curatives de la nature extérieure, par la lumière, la chaleur et l'air; en outre à cette époque les voyages sont plus faciles, les mouvements en plein air possibles, et l'on jouit complétement de tous les dons du ciel et de la terre qui ont été départis à un pays aussi privilégié que le nôtre. Or tout le monde, médecin et ami de la nature, sait combien ces influences extérieures aident puissamment les effets favorables des eaux minérales, prises en boisson ou en bain.

Ce qui donne encore un grand avantage à nos eaux minérales, ce sont les formes si variées, sous lesquelles on peut les faire agir sur l'organisme malade, soit *intus* soit *extra*, formes dont nous allons nous occuper.

I. MANIÈRE DE BOIRE LES EAUX.

L'expérience a appris que c'est le matin, de 6 à 8 heures, qui est le moment le plus favorable pour boire les eaux minérales; car alors le soleil a déjà modérément échauffé l'air, les forces du malade sont réparées par le repos de la nuit, les voies digestives et tout l'organisme sont mieux disposés à recevoir l'eau minérale. Pour les personnes qui ne peuvent boire à cette heure, ou qui doivent répéter la dose, l'heure la plus favorable est le matin de 10 heures à midi, ou le soir de 5 à 8 heures; mais dans ce cas il faut avoir soin de ne prendre avant que des aliments légers et d'attendre que la digestion soit faite.

En général le baigneur va à la source et y boit l'eau toute fraîche, telle qu'elle jaillit. On ne boit à la maison que quand le temps est très-mauvais; ce mode d'administration est encore permis aux personnes très-délicates, et même quelquefois il faut permettre à certains malades de boire l'eau au lit.

Quelle quantité d'eau faut-il boire? Là-dessus nous ne donnerons que les indications générales suivantes: le malade commence ordinairement par une petite dose de 1/2 once à 4 onces, et il augmente cette quantité tous les jours, et plus ou moins vite, selon qu'il supporte l'eau plus ou moins bien, sans pourtant rarement dépasser 30 onces. Si le malade doit boire deux fois par jour, il prend les deux tiers le matin et un tiers le soir. La mesure qu'on ordonne à ceux qui ne boivent qu'une fois, est divisée en doses de 4 à 6 onces, qui doivent être bues à des intervalles de quinze à trente minutes; de cette manière le temps pendant lequel on boit, peut durer de une à deux heures et la quantité s'élever de 4 à 36 onces.

La plupart de ceux qui ne prennent qu'une dose vident leur verre dès qu'il est rempli, le plus petit nombre, avant de boire, attend quelques minutes, pour laisser le gaz acide carbonique se dégager d'abord. Quand on doit prendre l'eau minérale débarrassée de ses composés de fer, on la laisse séjourner dans un vase découvert pendant dix à douze heures avant de la boire. Les malades qui doivent la prendre mélangée avec du lait, du petit-lait, un liquide mucilagineux, ou avec des sucs d'herbes, n'ont qu'à prévenir d'avance à la source Élisabeth et ils trouveront prêt ce qu'ils désirent. C'est là aussi que se trouve toujours une provision d'eaux minérales étrangères, venues directement de la source qu'on doit employer et garanties authentiques.

Si l'estomac à jeûn a de la peine à supporter l'eau minérale, on permet quelquefois de prendre auparavant une demi-tasse de café noir. Cependant en commençant doucement par petites doses, en chauffant l'eau, en la retenant pendant quelque temps dans la bouche, ou en y ajoutant un autre liquide chaud, on finit toujours par s'y habituer.

Une promenade modérée, ni trop rapide ni trop lente, contribue puissamment à faire digérer l'eau et doit être généralement recommandée ; il n'y a que les personnes très-faibles, ou celles que leur maladie empêche de marcher, qu'on peut en dispenser. Ordinairement ces sortes de malades n'ont rien de mieux à faire que de boire leur eau à la maison, où une occupation quelconque, convenablement réglée, peut, jusqu'à un certain point, remplacer la promenade.

Il ne faut pas fumer en buvant l'eau, cette habitude peut être nuisible aux bons effets qu'on en attend.

C'est l'eau de l'Élisabethquelle qu'on ordonne de préférence aux buveurs ; de toutes les sources c'est celle qui est la mieux appropriée à l'usage interne, non-seulement par sa merveilleuse efficacité, mais encore parce qu'elle est digérée plus facilement et mieux supportée que celle de toutes les autres. C'est exclusivement l'eau de cette source qui s'expédie chaque année en si grande quantité à l'étranger.

Une conversation gaie, animée, une excellente musique qui se fait entendre matin et soir près de cette source, contribuent aux bons résultats que donne l'ingestion de l'eau.

Ce n'est qu'avec prudence, et après avoir observé avec soin l'effet de l'eau ingérée, que le médecin augmente ou diminue la quantité à prendre, ou fait même interrompre la cure ou changer les heures. Il combat énergiquement le préjugé qu'apportent le plus grand nombre des malades, que les eaux doivent provoquer des selles nombreuses, car cet effet serait nuisible et souvent tout opposé au résultat qu'on veut et doit obtenir ; quand il y a du malaise, à l'époque menstruelle, quand le temps est mauvais, il fait souvent cesser complétement le traitement ou bien il diminue la quantité de l'eau ingérée.

Lorsque nous traiterons des maladies dans lesquelles nos eaux sont spécialement ordonnées, nous indiquerons les cas qui ne nécessitent pas ou ne permettent pas l'usage de l'eau à l'intérieur, et dans lesquels on n'emploie que les bains, seuls ou combinés avec d'autres moyens.

II. DES BAINS.

Nos eaux minérales sont employées en bains généraux et locaux, pures ou mélangées à des substances adoucissantes ou rendues plus énergiques par l'addition d'eaux-mères.

On a essayé de donner des bains avec l'eau saline de graduation, mais on a dû y renoncer. L'expérience a fait voir que leur activité n'est pas plus forte que celle des bains d'eau minérale et, de plus, qu'après quelque temps de leur usage il se déclarait des manifestations scorbutiques.

Tout est en général parfaitement disposé à Kreuznach pour faire un traitement thermal. Mais ce qui lui donne une grande supériorité sur les autres stations, c'est que ces dispositions se retrouvent dans chaque logement, de sorte que les malades, et surtout ceux qui sont faibles, peuvent prendre des bains et continuer leur cure par tous les temps, même par les plus mauvais, sans s'exposer à aucun danger. Notre eau minérale, pour être employée en bains, a besoin d'être chauffée. Ce chauffage se fait dans le Curhaus même, selon la méthode de Schwarz, qui est certes la plus rationnelle. Cette méthode consiste à introduire des vapeurs bouillantes dans le double fond que présente la baignoire et qui est remplie avec de l'eau minérale venant directement de la source: au bout de 8 à 10 minutes cette eau prend de cette manière une température de 24 à 28° R., sans arriver à l'ébullition qui pourrait la décomposer et affaiblir ainsi son efficacité thérapeutique. Dans les maisons particulières on prépare en général les bains, en mélangeant de l'eau minérale chauffée avec de l'eau minérale fraîche. Cette manière d'agir est également bonne et laisse au bain toute son activité.

Quand la chambre présente une température ordinaire, la température du bain reste à peu près la même pendant tout le temps que le malade y séjourne, si l'air ambiant est frais, le bain perd pendant ce temps tout au plus un demi à 1° R. de sa température.

Les baignoires sont presque toutes faites en bois, recouvert d'un vernis à l'huile, durable, et l'expérience a appris que c'est ce qu'il y a de mieux. Ces baignoires sont très-commodes, on peut s'y donner facilement les mouvements qui sont prescrits pendant le bain. Elles contiennent en général 200 à 250 quarts de liquide, circonstance qui est d'une grande importance pour l'appréciation des additions actives qu'on doit y faire. On a essayé des baignoires en marbre, mais elles n'ont pas présenté l'avantage qu'on en espérait, l'eau s'y refroidit trop vite et expose ainsi à des refroidissements. Outre les grandes baignoires chaque maison en possède de petites pour les enfants.

Le moment le plus favorable pour prendre un bain est l'heure dans laquelle tout l'organisme se trouve dans un état de repos et dans une disposition favorable, quand l'estomac n'est plus rempli, que la digestion est faite complétement, que l'activité de la peau n'est ni trop excitée ni trop affaiblie, et qu'il n'y a ni excitation morale ni excitation physique.

Les personnes qui ne doivent pas boire l'eau ni déjeuner, feront bien de prendre le bain le matin à jeûn, parce que c'est à ce moment que la force de résorption du corps est le plus développée ; en été on prend déjà des bains dans le Curhaus à 6 heures du matin. Les personnes fortes, qui peuvent rester à jeûn un certain temps, prendront un bain une demi-heure ou une heure après le dernier verre d'eau qu'elles ont bu à la source; mais la plupart des malades et surtout ceux qui sont faibles, font mieux de prendre leur bain un certain temps après leur déjeuner, de 10 heures à midi.

Les femmes délicates, les enfants et les personnes qui, après le bain, ne doivent plus s'exposer à l'influence de l'air extérieur, ou ont besoin de repos au lit pendant un temps plus ou moins long, peuvent prendre leur bain le soir de 5 à 8 heures. De cette manière elles ont toute la journée à elles pour jouir de l'air de la campagne.

Le malade doit fairé attention à ce que l'air du cabinet de bain reste pur, qu'il ne devienne pas lourd, frais ou humide; qu'avant son entrée il fasse fermer les fenêtres qu'on aurait pu laisser ouvertes; il doit avoir soin en outre que l'eau ait la température voulue et qu'elle soit bien mélangée; il se déshabillera lentement; en entrant au bain, il doit d'abord se mouiller le front, les tempes et la poitrine, puis plonger rapidement dans l'eau jusqu'au cou sans hésitation et sans frayeur. Il est en général inutile de recouvrir les parties qui sont hors de l'eau, car d'ordinaire l'air de la chambre et surtout celui qui entoure la baignoire est assez chaud pour rendre cette précaution inutile. Les personnes très-sanguines doivent s'appliquer sur le front, pendant leur séjour au bain, une éponge mouillée ou une compresse trempée dans l'eau froide. Il est prudent que les malades de cette catégorie ne soient jamais seuls quand ils prennent leur bain, et si, malgré les applications froides sur le front, il y avait un commencement de vertige, ils devront sortir immédiatement du bain.

Il est désavantageux d'être habillé d'une manière quelconque pendant le séjour au bain, tout vêtement gêne les mouvements et expose à des refroidissements. Pendant le bain, les personnes faibles doivent se tenir tranquilles, et si elles ont besoin d'être frottées ou massées d'une autre manière, elles doivent laisser ce soin à un aide; les personnes plus robustes alternent le repos avec des mouvements qui consistent principalement à faire affluer l'eau sur les parties malades, à se frotter, à se masser soit avec la main, soit avec une éponge, une étoffe ou avec une brosse douce ou rude.

En procédant ainsi, on maintient aussi le mélange de l'eau, ce qui est surtout nécessaire quand il a été ajouté au bain un autre liquide, comme des eaux-mères par exemple, car ces dernières, étant plus lourdes que l'eau du bain, tomberaient au fond si l'on n'avait soin de toujours remuer le liquide. Cependant ces manipulations ne doivent pas être poussées jusqu'à produire une irritation violente de la peau.

La durée du bain variera, selon les circonstances, de cinq minutes à une heure; il est rare qu'on la prolonge au delà. La règle est qu'on l'augmente progressivement de 5 minutes par jour, jusqu'à ce que l'on ait atteint le temps de séjour fixé. On reste alors à ce point, et ce n'est quelquefois que vers la fin de la cure que cette durée est abrégée de nouveau.

C'est au médecin à déterminer, suivant le cas et le résultat obtenu, les exceptions à cette règle générale. En général, les enfants, les personnes irritables, surtout les femmes nerveuses, ne restent pas si longtemps au bain que l'homme, et on met aussi pour elles, plus que pour ces derniers, de la prudence à en augmenter la durée. Quand le temps est chaud et la température de l'eau minérale moyenne, on reste ordinairement plus longtemps dans l'eau; très-souvent c'est au malade lui-même à déterminer le séjour qu'il peut y faire, selon les sensations qu'il éprouve; tant qu'il s'y trouve à son aise, il peut y rester tranquillement le temps prescrit; mais s'il devait se manifester des frissons persistants, des secousses et des tremblements des membres, des maux de tête, du vertige ou d'autres symptômes analogues, il doit sortir du bain immédiatement, même s'il n'y était pas resté pendant le temps prescrit par le médecin. La manifestation de ces sortes de symptômes fait aussi défendre rigoureusement toute distraction qu'on peut se donner pendant qu'on est dans le bain, comme par exemple la lecture etc.

Il est souvent très-difficile de déterminer d'avance le degré de chaleur que doit avoir l'eau du bain, et pourtant cette détermination est très-importante; il ne m'est pas possible de détailler ici tous les éléments qu'on doit prendre en considération pour cela; je me contenterai de donner quelques règles générales.

Pour la grande majorité des baigneurs, la température qui leur convient le mieux varie entre 24 et 28° R.; une température plus élevée ou plus basse n'est que rarement indiquée et ne peut pas être prescrite avec avantage pendant un certain temps.

Pour les personnes délicates, nerveuses, la température la plus convenable est celle de 26 à 27°; les personnes plus fortes, sanguines, se trouvent bien d'un bain de 24 à 26°, et les constitutions lymphatiques, torpides, demandent ordinairement une température de 25 à 27°.

Chez la plupart des malades, il est possible et même avantageux, surtout si l'on a en même temps pour but de rendre moins impressionnable une peau qui est très-sensible, d'abaisser peu à peu la température de l'eau. D'autres fois, au contraire, il faut élever cette température, quand le temps est frais, quand il y a une grande faiblesse et une grande sensibilité, comme cela peut se présenter quelquefois d'une manière permanente, souvent seulement passagèrement. En général, le médecin est plus souvent obligé de combattre la tendance qu'ont les malades à prendre des bains trop chauds, que de les avertir de ne pas les prendre trop froids. La plupart des malades éprouvent, en entrant dans le bain, un léger frissonnement, qui fait bientôt place à une sensation agréable de chaleur, si l'eau du bain présente la température convenable. Si le frisson ne devait pas se dissiper tout seul, ou même ne pas céder après certains mouvements prescrits, tels que le frottement et autres manœuvres qui contribuent à réchauffer le corps, le sujet devrait renoncer au bain pour cette fois et consulter de nouveau son médecin; le malade ne doit jamais de sa propre autorité augmenter la température du bain; cette manière d'agir peut entraîner les conséquences les plus funestes et ne doit être jamais risquée. Il y a peu de malades qui trouvent la température du bain trop élevée quand celle-ci a été fixée par le médecin après mûre délibération.

Une addition d'une forte quantité d'eaux-mères permet en général de donner au bain une température moins élevée.

Après le bain, le malade doit s'envelopper rapidement dans une couverture de toile, de coton ou même de laine ; il se sèche ainsi par tout le corps en exerçant de légers frottements ; ceci est surtout nécessaire pour la tête, si les cheveux étaient mouillés, car si la tête restait humide, le malade serait très-exposé à se refroidir en sortant à l'air.

Bien rarement le médecin ordonne de mouiller la tête ou même de la plonger sous l'eau ; en général, au contraire, il faut avoir soin de ne pas la mouiller. Il n'est pas prudent non plus de la recouvrir pendant le bain avec des bonnets en toile cirée, car ces bonnets sont imperméables et provoquent une trop grande chaleur.

Le corps étant bien essuyé et bien séché, le malade s'habille tranquillement et chaudement, sans se presser, car il risquerait de se mettre facilement en sueur ; puis il se rend dans sa chambre où toutes les portes et fenêtres doivent être fermées ; il doit prendre un moment de repos sur un sopha, en se couvrant légèrement, ou même se mettre au lit, si cela lui est prescrit, pour y jouir d'un repos plus prolongé ; les enfants et le plus grand nombre des femmes surtout ne pourraient que rarement achever la cure, qui est souvent assez longue, s'ils ne se livraient pas un peu au sommeil après le bain. Pour la même raison, on permet encore aux personnes faibles de prendre à ce moment une tasse de lait ou de bouillon, un œuf frais ou un autre mets léger analogue avec ou sans pain.

Il n'y a que les personnes robustes et surtout celles qui sont sanguines, et qui ont d'habitude froid aux pieds, qui doivent se promener après le bain, mais dans un endroit sec, chaud et à l'ombre.

Il est très-rare que nous ordonnions plus d'un bain par jour.

Par l'addition des eaux-mères, nous avons l'avantage de donner à chaque bain le degré voulu d'activité qu'on peut désirer, et cela d'une manière certaine. Un bain ainsi additionné d'eaux-mères revient à un prix relativement très-peu élevé. Il n'est pas indifférent qu'on ajoute au bain seulement 42 drachmes de sels avec une livre d'eaux-mères, ou qu'on en ajoute 10 ou 20 livres contenant 420 et 840 drachmes de sels très-actifs, parmi lesquels le chlorure de calcium, le chlorure de magnésium, le chlorure de potassium et le bromure de sodium sont surtout les plus actifs; il va de soi-même que l'addition d'eaux-mères ne devra jamais se faire sans une ordonnance du médecin, qui fixera la quantité nécessaire, après avoir soigneusement examiné l'organisme et ses manifestations morbides; l'abus de ce moyen thérapeutique si puissant ne donne pas les résultats qu'on en espérait et détermine souvent des accidents très-graves. Le médecin lui-même ne passe que graduellement à l'emploi des eaux-mères et n'en ajoute au bain que par gradation, en surveillant toujours très-attentivement les effets qu'il obtient, sans jamais chercher à les exagérer. L'aptitude à prendre ces bains est très-variable et ne peut jamais être fixée à l'avance. Certains sujets, qui paraissent très-torpides, réagissent très-vite et d'une manière très-violente contre l'addition d'une quantité même fort petite d'eaux-mères, tandis que d'autres, qui paraissent très-irritables, les supportent quelquefois parfaitement et à très-fortes doses, sans en paraître le moins du monde affectés. C'est moins l'irritation cutanée, que l'action qu'elles exercent sur tout l'organisme, qui donne la mesure de la quantité à employer et qui fait voir s'il est nécessaire de l'augmenter ou de la diminuer.

L'expérience a fait voir, qu'en règle générale il faut peu à peu augmenter le mélange jusqu'à ce qu'on soit arrivé à un certain point, auquel on reste alors pendant quelque temps, pour ensuite diminuer de nouveau peu à peu la dose vers la fin de la cure.

Dans les cas pour lesquels les eaux minérales pures sont déjà trop irritantes, ou quand on veut obtenir d'autres effets, on ajoute à celles-ci de l'eau de rivière, des décoctions de son, de malt ou d'herbes, ou d'autres agents thérapeutiques.

III. APPLICATIONS LOCALES DES EAUX MINÉRALES.

Notre eau minérale est employée, pure ou additionnée d'eaux-mères, non-seulement en bains généraux, mais encore d'une manière locale sous les formes suivantes :

Sous forme de bains de siége, de maniluves et de pédiluves tièdes, qu'on prend plusieurs fois par jour, chaque fois pendant 10 minutes à une demi-heure, dans des appareils construits *ad hoc*.

Sous forme d'application ou d'enveloppements avec des compresses de lin, de coton ou de laine, trempées dans l'eau minérale, ou bien encore on emploie le tissu anglais appelé *spongiopélines*, qu'on dirait fait exprès pour cet usage, le tout recouvert avec de la toile cirée, avec du gutta-percha, du caoutchouc ou avec un tissu de soie huilé, souvent encore assujetti avec des bandes. Ces topiques mouillés, appliqués de cette manière, rendent d'excellents services, et très-souvent les malades vont se promener, sans que ces parties ainsi emmaillotées les gênent en rien et sans qu'ils soient exposées au danger de se refroidir.

Sous forme d'injections faites avec de l'eau minérale pure ou additionnée d'autres substances médicales actives, elles nous offrent le moyen d'agir avec efficacité et directement sur des organes internes malades. C'est de cette manière que nous pouvons agir directement sur le canal intestinal, sur les parties génitales internes, sur les yeux, les oreilles, sur la cavité buccale et nasale, par le moyen des gargarismes ou en reniflant l'eau ; ces modes d'administration mettent la surface malade en contact immédiat avec la substance active.

Notre eau minérale est très-fréquemment administrée en douches. Dans le Curhaus on trouve les appareils nécessaires, et dans les maisons particulières on se sert d'appareils portatifs.

Les douches ascendante, descendante et latérale trouvent leur application pendant le bain et en dehors du bain. Les personnes qui sont chargées de les donner, se règlent toujours sur les prescriptions faites par le médecin, pour la durée de la douche, pour la force, la chaleur, la direction à lui donner, pour les changements et les intermittences qu'on doit observer.

Comme l'action thérapeutique de l'eau minérale ainsi employée en douches est très-puissante, on ne l'applique que très-rarement plus d'une fois par jour, et la séance journalière elle-même ne doit jamais durer au delà de 10 à 25 minutes.

Dans le Curhaus on trouve tous les appareils désirables pour prendre des bains de vapeur, des bains en pluie, en gouttes, en poussière, formes de bains dont on se sert en général très-peu jusqu'à présent ; car, en dehors de la douche, on n'aime pas beaucoup en général ces procédés qui provoquent presque toujours une excitation générale et violente. On préfère se soumettre à un traitement qui, tout en étant moins excitant, est presque aussi efficace, d'autant plus que, s'il est nécessaire d'augmenter son activité, on a toujours à sa disposition les eaux-mères, dont l'action est certaine et qui jouissent d'une confiance méritée.

IV. DE L'INHALATION DE L'AIR DES BATIMENTS DE GRADUATION, DES VAPEURS DES EAUX MINÉRALES DANS LES CABINETS DE BAINS ET AUPRÈS DES CHAUDIÈRES DES SALINES.

Quand nous traiterons spécialement les maladies des voies respiratoires, nous ferons voir quels résultats avantageux on peut obtenir de ces inhalations.

La plupart des bâtiments de graduation des salines sont situés dans la direction de sud-sud-est vers nord-nord-ouest, et offrent aux vents du sud-ouest, qui prédominent, ainsi qu'aux rayons du soleil des surfaces très-longues, très-larges et très-profondes, de manière que l'évaporation et le dégagement de vapeurs minérales qui en est la suite, sont très-considérables pendant les journées brûlantes de l'été. Même les personnes bien portantes, et à plus forte raison celles qui souffrent de la poitrine, éprouvent une véritable jouissance à séjourner pendant ces moments auprès des ouvrages de graduation. L'air doux, calmant et rafraîchissant qu'on y respire, provoque des inspirations pleines et profondes; l'irritation de la toux se calme, les matières sèches et concrètes de l'expectoration se ramollissent et sont rejetées plus facilement, la dyspnée qui existait se dissipe, et avec elle ces sensations pénibles et inquiétantes qui ne sont ordinairement que la suite de la difficulté de respirer. Nous conseillons aux malades de cette catégorie de se tenir pendant toute la journée autour de ces bâtiments de graduation, en y allant dès que la fraîcheur du matin a cessé, pour y rester jusqu'au coucher du soleil et cela aussi souvent que possible. Ils pourront s'occuper là de lectures amusantes, de dessin, ou bien contempler la nature grandiose qui les entoure, et se distraire en observant le mouvement considérable et varié qui passe sous leurs yeux. Quand les journées sont fraîches, le malade devra rechercher le côté du soleil, quand elles sont chaudes le côté de l'ombre des bâtiments. Si le vent vient du sud-sud-ouest on s'abritera contre le côté nord, s'il vient du nord on s'abritera contre le côté sud des ouvrages faits en épines. Le médecin des bains, qui est familiarisé avec les localités, peut même assigner à chaque malade l'endroit précis qui sera le plus favorable à son état.

Mais quand le temps est mauvais, quand il y a un fort vent ou de la pluie, les malades ne peuvent se tenir en plein air, d'autant moins, que près des bâtiments de graduation nous commençons à manquer d'endroits où l'on puisse s'abriter convenablement; pour y remédier, et ne pas priver les malades du bénéfice de ces inhalations qui leur sont si favorables, nous avons utilisé les dispositions des bains du Curhaus, pour établir là une salle d'inhalation qui répond à tous les besoins.

Voici comment nous avons arrangé la chose : le tuyau qui amène des vapeurs bouillantes dans le double fond de la baignoire, reste ouvert jusqu'à ce que l'eau minérale ait atteint 48 à 52° R., ce qui ne demande pas beaucoup de temps, vu le peu de profondeur de l'eau, mais il en résulte une telle vaporisation, qu'en moins de 10 minutes tout le cabinet de bains est rempli de vapeurs salines (la température de la chambre n'étant ordinairement que de 21 à 22° R.). Le malade inspire alors ces vapeurs, soit en se promenant dans le cabinet, soit en restant tranquillement assis sur le sopha. Ces inhalations deviennent encore beaucoup plus efficaces si le malade fait de temps en temps une inspiration profonde et méthodique.

Le temps pendant lequel doivent se pratiquer ces inhalations est très-variable, mais dépasse rarement 15 à 45 minutes. Comme l'efficacité de l'inhalation de ces vapeurs est encore de beaucoup augmentée quand on ajoute de l'eau-mère au liquide de la baignoire, nous préférons même très-souvent ce mode d'inhalation à celui qui se pratique autour des bâtiments de graduation et qui est moins actif.

Une troisième manière consiste à inspirer les vapeurs salines dans le voisinage des chaudières des salines, et même tout contre ces chaudières dans l'espace dans lequel on place les paniers qui reçoivent le sel. Mais cette dernière manière est la moins bonne, car on n'a pas pris les dispositions nécessaires pour les faire servir convenablement à l'usage thérapeutique ; les vapeurs qui sortent de ces chaudières sont trop chaudes et exposent les poumons malades qui reçoivent leur impression à des afflux de sang, de même qu'elles provoquent des transpirations violentes qui exposent trop le malade à contracter des refroidissements.

Ce dernier mode d'inhalation est très-avantageusement remplacé par le suivant : on remplit un vase d'eau saline pure ou mélangée à des eaux-mères, et on place dessous une lampe à esprit de vin ; l'eau se vaporise ainsi très-rapidement et les vapeurs peuvent être inspirées facilement et sans danger.

CHAPITRE IV.

Moyens adjuvants de la cure, tels que : diète, repos, mouvement, société et autres ressources analogues.

Dans les chapitres précédents, nous avons traité des moyens curatifs essentiels de Kreuznach ; dans les suivants nous résoudrons quelques questions qui, pour être secondaires, n'en sont pas moins importantes pour le malade, telles que : celles de la diète que le malade doit observer pendant le cours de son traitement et d'autres accessoires qui contribuent à mener la cure à bonne fin.

Nous mettons toujours en ligne de compte l'influence bienfaisante de notre contrée si pittoresque et son climat si doux et si sain, attirant à eux seuls beaucoup de baigneurs qui ont conscience de cette action si bienfaisante. S'il est vrai que beaucoup de baigneurs et même beaucoup de médecins exagèrent en attribuant au changement d'air et de climat (en anglais *change of air and scene*) presque tous les résultats heureux qu'on obtient d'une cure dans une station thermale, cependant il n'est pas moins vrai que nous obtenons chaque année des résultats et des guérisons inespérés, résultats et guérisons auxquels la magnificence de notre pays et l'action revivifiante de notre air ne contribuent pas peu. Les personnes insensibles aux jouissances de la nature, énervées, hypochondriaques, blasées sur tout, et qui pendant des années n'ont pas quitté leur maison ou ne sont pas sorties de leur rue froide, humide, à air vicié, ces personnes revivent ici de la vie physique, morale et intellectuelle. Leur premier regard sur un beau pays les jette dans l'étonnement, puis dans une joie qu'elles n'ont jamais ressentie, et l'aspect des beautés de la terre et du ciel, dont elles n'avaient aucune idée, en exerçant sur elles son heureuse influence, les rend joyeuses, sociables et heureuses de vivre.

Le baigneur se lève ordinairement le matin à cinq heures et demie, puis il fait sa toilette, s'habille selon le temps qu'il fait, en ayant toujours soin de se vêtir un peu plus chaudement que ne le ferait par le même temps une personne bien portante ; de plus il doit se munir encore pour la route, et par précaution, d'un léger par-dessus ou d'un châle dont il pourrait avoir besoin.

A 6 heures on se réunit autour de la source Élisabeth pour y boire le premier verre d'eau. Entre chaque verre on se promène, en causant avec les autres baigneurs, entre lesquels s'établissent très-souvent des conversations très-gaies ou très-intéressantes ; il y en a fort peu qui se promènent tout seuls, car le caractère général des baigneurs est très-sociable, et il est difficile de ne pas rechercher leur société et de se contenter de la seule contemplation des beautés naturelles qui nous entourent. La délicieuse musique qui se fait entendre près de la source ne contribue pas peu à animer tout le monde et à rendre cette heure qu'on passe à boire plus agréable et plus profitable. Cette musique commence ordinairement par des pièces sérieuses qui sont bientôt suivies de morceaux plus gais.

A 7 heures 1/2, chacun retourne chez soi et s'empresse de déjeuner ; le repas se compose ordinairement d'une ou même de deux tasses de léger café au lait avec un petit pain, mais sans beurre; les enfants et les personnes sujettes à des congestions prennent d'habitude ce qu'on appelle du chocolat de santé, du cacao avec du lait et du pain blanc qu'on cuit exprès pour les baigneurs, et qui est délicieux. Le thé est défendu, car il est mal supporté quand on a bu de l'eau minérale. Les baigneurs déjeunent rarement de soupe, ou de café d'orge ou de seigle, mais en revanche on leur ordonne assez souvent du café de glands, ou la composition appelée *café des enfants, de Prieger*. Cet aliment est surtout prescrit aux enfants scrofuleux.

Il n'y a que fort peu de malades qui ne déjeunent pas du tout, car même ceux qui ont l'habitude de ne jamais rien manger le matin sont obligés de changer leur manière de vivre et de satisfaire l'appétit très-prononcé que provoque infailliblement notre eau minérale dès qu'on en a bu pendant quelques jours.

Après le déjeuner, il y a un intervalle de repos qui dure au moins deux heures et qu'on passe soit en faisant une lecture agréable, soit en conversation. A ce moment encore, un bon cigare ou une bonne pipe sont fort goûtés en général par les fumeurs, qui peuvent alors se donner ce plaisir sans aucun inconvénient.

Deux heures après le déjeuner, depuis 9 ou 10 heures du matin jusqu'à midi à 1 heure, on prend généralement les bains. Le temps qui reste, depuis la sortie du bain jusqu'à l'heure du dîner, se passe de la manière la plus variée. En règle générale, on ne doit pas s'occuper dans cet intervalle d'affaires ou de travaux intellectuels sérieux, recommandation qui est du reste presque inutile, car la disposition générale des baigneurs n'est pas de se livrer à un travail fatigant; ils passent d'habitude ce temps soit dans un repos contemplatif, soit à faire une lecture amusante; d'autres soignent leur correspondance de famille, flânent ou bien font quelques commissions en se promenant; d'autres encore font des visites à leurs amis et connaissances, ou bien parcourent les environs en naturalistes ou en antiquaires, en un mot chacun cherche à passer son temps d'une manière agréable et conforme à son goût.

Les amis des arts visiteront avec plaisir les ateliers de M. Cauer, où sont exposés pour la vente les produits de cet artiste et ceux de ses fils.

M. George, chirurgien, possède une remarquable collection d'antiquités trouvées dans les environs, surtout des monnaies et d'autres pièces romaines, qu'il s'empresse de montrer aux amateurs, auxquels il vend même quelquefois des duplicata.

On fait voir encore avec empressement aux visiteurs le cabinet des monuments d'antiquités historiques, qui est, il est vrai, encore fort petit et qui a été fondé par la société des archéologues du pays. L'étranger passe ainsi son temps plus ou moins agréablement jusqu'à une heure, qui est généralement celle du dîner; nous vivons dans le pays des table d'hôtes, excellente institution pour prendre ses repas d'une manière fort agréable et fort avantageuse en même temps; il n'y a que les familles qui viennent ici avec leurs enfants, ou les malades qui ne peuvent pas quitter la chambre, qui font venir leur dîner chez eux. La cuisine est en général simple et bonne, les aliments ne sont ni trop gras ni trop épicés, et on ne fait pas d'abus de sauces et d'autres mélanges; la cuisine française a été remplacée, surtout dans la préparation de la viande et des légumes, par la cuisine anglaise qui vaut beaucoup mieux. Dans la plupart des établissements, on prend en considération le besoin des baigneurs pour le choix des aliments et pour leur préparation, et les conseils des médecins ont introduit beaucoup d'améliorations sous ce rapport; malgré cela, on sert quelquefois des mets ou des préparations qui ne conviennent pas à la plupart de nos baigneurs, car, en général, les malades et les personnes bien portantes mangent à la même table, et ces dernières ne veulent pas se priver des mets frais de la saison, tels que les salades et toutes espèces de fruits, qu'ils mangent avec plaisir et sans inconvénient, tandis que les malades les supportent moins bien. Ceux-ci, il est vrai, savent ce qui leur est défendu et sont ordinairement des personnes raisonnables; quant aux enfants, ils sont sous la surveillance de leurs parents; mais la tentation est quelquefois plus forte qu'eux, et ils ont bien de la peine à y résister; du reste, le baigneur qui veut enfreindre les règles prescrites trouverait toujours l'occasion de le faire, même si la police de la table était le mieux faite du monde et si l'on n'y servait absolument rien de nuisible; et en définitive on est toujours forcé de laisser à chacun le soin de la quantité et du choix de ses aliments; il en est responsable directement quand on lui a donné les conseils nécessaires.

Ici encore nous ne pouvons que donner des conseils généraux pour ce qu'il faut permettre ou défendre dans chaque cas particulier pendant la cure.

Le régime doit être en rapport avec l'affection morbide et la constitution du baigneur; les aliments doivent en général servir en même temps de médicaments dans les maladies que nous traitons ici.

Ces aliments doivent bien se comporter chimiquement à l'intérieur avec l'eau minérale, et répondre à la disposition particulière et aux facultés digestives que ces eaux ont provoquées dans l'estomac.

Nous recommanderons spécialement les aliments suivants :

En soupes : Du bouillon léger (on sait que les bouillons très-forts irritent beaucoup de personnes, surtout les sujets irritables, même plus que le vin), clair ou additionné d'autres substances végétales ou mucilagineuses, telles que du riz, de l'orge perlée, du gruau d'avoine, du sagou, de la semoule, du pain de gruau, du vermicelle ou autres substances légères.

En viandes : Du bœuf, du mouton, du veau frais, tendre, pas trop gras, bien rôti ou bien cuit; le veau ne doit pas être trop jeune; du rôti de chevreuil, de lièvre, de cerf; comme volailles : des pigeons, du poulet, du chapon, du coq de bruyères, du perdreau; en poissons : des truites, du poisson blanc, du brochet, de la carpe, du poisson de mer, des huîtres; les écrevisses présentent des dangers surtout pour ceux qui sont affectés de maladies de la peau.

En légumes : les haricots jeunes, tendres, des pois, des pois verts, des épinards, les différentes espèces de choux, surtout les choux-fleurs et les choux de Bruxelles, les carottes et les navets, les scorzonères.

En pâtisseries : du pain blanc de froment et de seigle, rassis, ce qu'on appelle des bretzeln ou des cornets, des petits pains au lait, des biscuits, du gâteau au lait sec etc.

En fruits : des pommes, des poires, des prunes, des cerises, des mirabelles, fraîches ou conservées, mais cuites.

En aliments légers : du pudding fait avec des brioches ou avec du riz, de la semoule ou du sagou ; il doit être léger et pas trop gras, ni assaisonné avec des sauces grasses, aigres ou au vin.

Le lait, cuit et écrémé est surtout avantageux pour les enfants.

En revanche je trouve nuisibles tous les mets acides, piquants, fortement fumés ou salés et très-gras ; ainsi, je déconseille l'usage des salades de n'importe quelle espèce, des concombres, des fromages, des saucisses, des viandes fumées, des harengs, des sardines, des rôtis de canard et d'oie, des anguilles, des pâtés très-gras et épicés, des pâtisseries très-grasses et succulentes.

La meilleure boisson est toujours une eau de fontaine bonne et fraîche telle que nous en avons ici ; mais les personnes qui en ont l'habitude peuvent très-bien boire un verre de bon vin vieux, rouge ou blanc, pur ou mélangé avec de l'eau ; en fait de vins blancs, les vins de la Nahe des dernières années sont surtout à recommander. Nous ne permettons qu'avec réserve l'usage de la bière, et ceux qui tiennent absolument à en boire doivent avoir soin d'en chercher de très-bonne qualité ; nous conseillons encore aux baigneurs de ne pas boire de liqueurs ; en général toute espèce de liqueurs spiritueuses froides ou chaudes sont défendues.

Règle générale : les prescriptions les plus nécessaires et les plus importantes pour mettre le régime en harmonie avec une cure d'eau minérale sont les suivantes : de la tempérance toujours, de l'abstinence dans certains cas spéciaux ; prédominance d'une nourriture animale, et choix convenable des heures des repas.

On permet d'ordinaire aux personnes qui en ont l'habitude, de prendre après le dîner une tasse de café noir, mais sans lait et sans crème. Les meilleures conditions pour que la digestion se fasse bien consistent, surtout pour les constitutions bien nourries et pleines de séve, à passer tranquillement les premières heures qui suivent le dîner, dans une société agréable, à l'ombre des arbres, sur la terrasse du Curhaus ou dans un autre endroit attrayant, en ayant bien soin de ne pas s'abandonner au sommeil. On ne permet un petit sommeil que très-rarement et seulement aux personnes faibles, nerveuses, irritables, amaigries ; ces personnes ne doivent s'y livrer qu'assises dans un coin du sopha, et ne jamais se mettre au lit ou se coucher horizontalement.

Quand le baigneur aura passé ainsi une ou deux heures dans un état plutôt passif qu'actif, il fera bien de s'associer à une de ces parties de plaisir qui se font tous les jours dans nos environs si beaux, si romantiques, et si riches en souvenirs et en monuments antiques et historiques de toute espèce. A ce moment le public des eaux se sépare en deux groupes ; ceux qui doivent boire encore le soir restent dans le voisinage des sources, et font de petites promenades vers les allées ombragées de Kisky's Wörth ou du jardin du casino, vers les salines et les ouvrages de graduation qui les entourent, dans les forêts et les bosquets environnants, ou bien ils se rendent au Schlossberg, au jardin Recum, au moulin de Lohr pour y jouir de vues magnifiques ; on va aussi vers la Heidenmauer, le Dilgesbrunnen, le Pfalzsprung etc ; ceux qui ne doivent pas boire de nouveau le soir font des excursions plus éloignées, ils vont à pied, en voiture, à cheval ou à âne, à la Ebernburg, au Rheingrafenstein, au Hüttenthal, à Münster, à Baumburg, au Darmstätter Hof, à Rothenfels, Hardt, à Winzenheim, à Einsidelei et à une foule d'autres points des environs, quels que soient leurs noms et qui servent tous de but à des excursions très-agréables.

On peut faire encore des excursions plus éloignées vers des endroits remarquables, tels que : le Burg Rheinstein, le château de Dhaun, le Disibodenberg, le Stromberg et Dalberg avec les forges de fer qui sont dans le voisinage, à Bingen et ses magnifiques environs, à la Burg et au couvent de Sponheim, à Schlossböckelheim et aux ruines de son château, à Moschellandsberg avec ses mines de mercure, à Lemberg, à Monfort; mais alors il faut partir de meilleure heure et avoir la précaution de se munir d'un pardessus chaud pour ne pas être incommodé par l'air du soir qui est quelquefois assez frais. Quand le temps est couvert, on se tient dans le voisinage de la ville et du Curhaus, où l'on trouve toujours une foule de distractions; les pluies d'été qui sont assez fréquentes chez nous ne durent en général que fort peu de temps, le ciel s'éclaircit rapidement et nos chemins redeviennent secs au bout de quelques minutes. Quand la pluie persiste pendant plusieurs heures, les baigneurs se rendent au casino et dans le cabinet de lecture qui est très-riche et toujours à leur disposition; ils y passeront très-agréablement leur temps, soit en jeux de société, soit en allant entendre la musique, ou bien en se rendant au théâtre, aux concerts et autres distractions analogues, qui sont abandonnés dès que le temps est beau, car tout le monde trouve en général plus de plaisir à séjourner au milieu de la belle nature. Les bals sont peu fréquentés en général, car tous les baigneurs ont la recommandation de se coucher de bonne heure. Les jeux de hasard sont heureusement défendus ici pour le plus grand bien des étrangers et des gens du pays.

Dès que le soleil se couche derrière la montagne, le baigneur à l'habitude de regagner son domicile dont il ferme les fenêtres ; comme la saison et l'usage des bains augmentent presque chez tous l'activité de la peau et son impressionnabilité, cette précaution est très-nécessaire pour se garantir des refroidissements.

Le repas du soir doit être pris de bonne heure ; il doit être en général léger, frugal, selon la prescription et selon l'habitude ou le besoin ; une tasse de lait cuit, de café d'enfants, ou du cacao avec du lait, ou encore une assiettée de soupe légère avec du pain blanc suffisent en général pour les enfants ; le souper le plus convenable pour les autres baigneurs se composera de soupe, de viande maigre rôtie, avec ou sans compote, ou de quelques œufs frais avec du pain blanc.

C'est au médecin à déterminer si les malades faibles, ou ceux qui en ont l'habitude, peuvent prendre un peu de vin le soir. Les enfants se couchent de bonne heure, les adultes se couchent en général entre 9 et 10 heures, selon qu'ils passent leur temps plus ou moins agréablement.

Un bon et long sommeil est toujours très-avantageux pour la plupart des baigneurs ; il est souvent très-nécessaire pour qu'ils puissent supporter la cure qui est quelquefois très-longue et fatigante.

Le lit doit être fait comme les vêtements de manière à donner une chaleur agréable, en se réglant toutefois sur l'habitude, sur la température et sur la maladie de chaque baigneur; les meilleurs matelas de tous sont ceux qui sont bourrés de crins. Le baigneur doit avoir soin que sa personne et que tout ce qui la couvre soit toujours très-propre, par conséquent aussi le linge et le lit ne doivent pas souffrir sous ce rapport; on peut dire à la louange de nos logeurs que partout chez eux règne une propreté, une commodité et même une élégance dans leurs logements, qu'on peut offrir comme modèle à beaucoup d'autres stations thermales; cependant ici, comme partout ailleurs, les domestiques sont quelquefois un peu négligents, et le baigneur fera bien de veiller un peu lui-même à ce que tout soit en ordre.

Les portes et les fenêtres doivent être fermées la nuit; coucher dans une chambre dont les fenêtres restent ouvertes est toujours dangereux, même pour une personne bien portante, ce serait donc une faute impardonnable pour un baigneur.

En reportant nos regards sur l'histoire de la journée du baigneur dont nous venons de tracer le tableau, on voit que celle-ci est caractérisée par les points saillants suivants qui tous concourent au rétablissement de sa santé :

1° Le côté corporel de l'organisme est l'objet d'une préocupation prédominante à un haut degré, dans toute la manière de vivre au bain.

2° La cure proprement dite prend un temps assez considérable de la journée, 5 à 6 heures en moyenne par jour.

3° On accorde un temps assez long au sommeil; 7 à 9 heures.

4° Le baigneur passe presque tout le reste de la journée en plein air où il se donne de l'exercice.

5° Les occupations et les distractions sont réglées et bien déterminées, de manière à concourir à un résultat favorable de la cure.

6° Dans le régime et les plaisirs prédominent la simplicité, la tempérance et le naturel ; on recommande ce qui est bon, on prévient contre ce qui est nuisible.

7° Tous les éléments de la cure concordent et sont en harmonie pour atteindre le résultat suivant qui est unique et capital : obtenir la santé et la guérison de tous les maux dont est affecté le baigneur.

Il n'est pas possible, dans une notice comme celle-ci, d'indiquer toutes les modifications nécessaires qu'il faut introduire forcément dans le régime et le genre de vie de chacun des baigneurs, dont la personnalité et les rapports sont si variés. Aussi le médecin doit-il se réserver de prononcer dans chaque cas spécial sur l'individualité de chaque baigneur ; car c'est la considération de cette individualité qui lui permet d'employer suivant chaque cas les eaux minérales de la manière la plus efficace et la plus heureuse. Il y a beaucoup de détails qui sont inconnus aux profanes, ou qui leur paraissent peu importants, et qui deviennent des ressources très-efficaces entre les mains du médecin des eaux qui sait les utiliser à propos.

Ainsi, par exemple, le praticien expérimenté variera son traitement suivant que ses malades seront d'une nationalité différente. Les Allemands, les Russes, les Anglais, les Français et les Hollandais présentent chacun les particularités physiologiques et pathologiques qui caractérisent leur nation, et qui doivent être prises en sérieuse considération pour mener la cure à bonne fin.

Mon père a dit souvent : « que pour obtenir tous les effets favorables qu'on est en droit d'attendre de l'emploi de nos eaux minérales, il faut faire une distinction radicale des formes morbides que présentent les patients, de leur sexe, de leur âge, de leur nationalité, de leur position et de leurs rapports sociaux ; que le médecin doit prendre tous ces éléments en considération pour ordonner l'usage des eaux à l'intérieur et à l'extérieur, ou pour régler les autres moyens adjuvants, tels que le régime et le genre de vie. Le médecin doit connaître exactement la puissance des moyens qu'il emploie et ne faire ses prescriptions qu'après mûre réflexion. »

C'est cette dernière raison surtout qui a décidé mon père à ne jamais donner de consultation à la source même, comme cela se pratique encore dans d'autres localités ; il a dit souvent que : « dans le tumulte qui règne autour de la source il est impossible au médecin de se livrer à un examen ou à une méditation sérieux, qu'en général ces consultations ne sont que superficielles, et que le malade n'en retire jamais les avantages qu'il est en droit d'attendre d'une consultation sérieuse. »

CHAPITRE V.

Des effets consécutifs, crise des eaux et traitement consécutif.

Beaucoup de malades ont déjà, avant de partir de chez eux, fixé le nombre de semaines qu'ils passeront chez nous, ou bien demandent dès leur arrivée combien de temps ils devront rester et combien de bains ils devront prendre; or il est très-rare qu'on puisse répondre à leurs questions avec quelque certitude, et ce qu'il y a de mieux à faire, c'est de les prévenir immédiatement que l'effet obtenu est la seule mesure qui décidera s'ils doivent continuer la cure ou quand ils pourront la cesser.

Les nombres balnéologiques 21, 28, 36, 40, en usage dans d'autres stations thermales, n'ont aucune signification chez nous, et heureusement la plupart des médecins étrangers en sont prévenus et le savent.

Cependant, comme l'expérience a fixé d'une manière définitive ce qu'on peut espérer de l'usage de nos eaux dans certaines maladies, le pronostic dans ces cas présente déjà plus de certitude; cette certitude servira souvent à relever le courage des malades timides et abattus, et d'autres fois à modérer les espérances exagérées, qui, si elles n'étaient combattues dès l'abord, exposeraient à des déceptions les malades qui les auraient caressées.

Assez souvent le résultat favorable que produit l'usage de nos eaux n'est pas manifeste pendant la cure elle-même, et ne se montre que plus tard avec ce qu'on appelle l'action consécutive; les sujets de cette catégorie quittent souvent Kreuznach en apparence plus malades qu'à leur arrivée ; ils partent mécontents, tristes, découragés, avec l'opinion que le médecin, en leur promettant une action favorable consécutive, a voulu leur donner une fiche de consolation, qui ne leur inspire pas la moindre confiance ; heureux pour eux, si au moins dans les premiers temps qui suivent la cure, ils s'abstiennent de toute médicamentation, s'ils suivent la règle de conduite que leur a tracée et le médecin des eaux, et s'ils ne contrarient ou ne paralysent pas leur action qui se fera sentir plus tard, en se soumettant à toute espèce de traitements nouveaux. Cette sage abstinence recevra presque toujours sa récompense, un peu plus tôt ou un peu plus tard, par un rétablissement complet de la santé, ou au moins par une amélioration considérable qui ne tardera pas à se manifester. Ce n'est quelquefois qu'après plusieurs mois que nous recevons des lettres de remercîments dans lesquelles nos malades nous expriment leur joie et leur reconnaissance pour l'heureux résultat que leur a procuré l'usage de nos eaux ; et, très-souvent, ces lettres nous sont écrites par des baigneurs qui nous avaient quitté en se plaignant beaucoup de nous, ou en nous souriant d'un air ironique et méfiant. Que de malades qui reviennent ici spontanément, la seconde ou même la troisième année, pour consolider par une nouvelle cure les heureux résultats que leur avait procurés une première !

Le moment auquel se prononcera cette action consécutive, ne peut que très-rarement être fixé d'avance avec quelque certitude ; cette action ne devient possible que si, en route et après être rentrés chez eux, les malades observent scrupuleusement les prescriptions que leur a faites à leur départ le médecin des eaux.

Mais puisque ni une amélioration immédiate ni l'absence d'aucun effet sensible ne donnent au médecin une indication pour continuer ou pour cesser la cure, on pourra se demander sur quel *criterium* il s'appuie dans sa conduite.

Il est guidé en cela principalement par les éléments suivants :

Chaque année il nous vient des malades auxquels nos eaux minérales ne conviennent pas, tantôt parce qu'elles ne sont pas indiquées pour le genre d'affection dont ils souffrent, tantôt aussi parce qu'il ne reste plus aucun espoir de les guérir ou même d'améliorer seulement leur état ; ces malades doivent être renvoyés chez eux ou expédiés à une autre station thermale dont les eaux sont plus appropriées à leur état, ou bien si le médecin de la maison et la famille, tout en les sachant condamnés, ne nous les ont envoyés que pour les tranquilliser et leur donner un peu d'espoir, on les traite avec tous les ménagements possibles, de manière à remonter leur moral et à leur rendre leurs souffrances plus supportables.

D'autres, dont la maladie est parfaitement indiquée pour nos eaux minérales, commencent ici leur cure dans des circonstances qui permettent d'espérer une amélioration rapide, et cependant, au bout de peu de temps, il se manifeste des symptômes qui, par leur signification ou par leur violence, commandent de cesser promptement l'usage des eaux minérales.

Malgré la variété des moyens de traitement que nous avons à notre disposition et la latitude de les rendre plus faibles ou plus forts, pour les adapter aux individualités les plus disparates, nous n'en sommes pas moins forcés, chaque année, de renvoyer un certain nombre de malades, dont l'affection pourrait parfaitement trouver sa guérison chez nous, mais dont l'idiosyncrasie s'oppose à tout essai de traitement par nos eaux minérales.

Un malaise temporaire, qui a pour point de départ une cause passagère, tels que l'époque menstruelle, une faute de régime, un refroidissement ou une autre cause semblable, ne demande jamais qu'on cesse complétement le traitement; on peut le suspendre pendant quelques jours ou diminuer les doses.

Tant que le patient se trouve à son aise, que toutes les fonctions s'exécutent régulièrement, tant que ses forces vitales et son moral continuent à se relever, effet qui se produit souvent dès les premiers jours, il peut continuer tranquillement sa cure et augmenter peu à peu; même un semblant d'aggravation des affections locales sera souvent interprété comme un signe d'amélioration par le médecin qui en a l'expérience.

Quand la cure a ainsi été continuée pendant quelque temps et que les bons résultats obtenus ont donné au patient les plus belles espérances, il se déclare quelquefois subitement des symptômes dont il ne peut se rendre compte, qui chassent les rêves de guérison dont il se berçait et qui le font arriver chez le médecin dans un trouble et une frayeur extrêmes. Ces symptômes sont ceux de la *fièvre des eaux* (crise des eaux, fièvre thermale); ils apparaissent rarement avant la quatrième ou la sixième semaine, souvent beaucoup plus tard, et ils se manifestent particulièrement de la manière suivante:

il se déclare un état fébrile général avec excitation du systèmes vasculaire et du système nerveux ; la circulation et la respiration sont accélérées, la tête se prend et devient douloureuse, l'esprit et le moral sont inquiets, agités, il y a insomnie et rêvasseries ; quelquefois il y a dépression morale et incapacité de penser, apathie générale pour toute espèce de mouvement ; les malades deviennent pusillanimes et perdent tout espoir ; ils ressentent une fatigue générale avec des crampes et des tremblements dans les membres ; il se montre une affection catarrhale des muqueuses, du nez et de la gorge ; l'appétit est perdu, le goût dépravé, il survient des nausées et même des vomissements ; fréquemment il y a de la constipation, mais souvent aussi de la diarrhée avec beaucoup de flatulences et des fèces très-irritantes ; la sécrétion urinaire est altérée, le poids spécifique augmenté, sa couleur est plus foncée, son odeur est plus forte, souvent il y a dépôt de sédiments de toute espèce ; la peau participe à l'excitation générale, son état varie entre la sécheresse et une sécrétion exagérée ; souvent aussi elle se recouvre d'éruptions qui causent de violentes démangeaisons, et qui sont composées de vésicules, de papules, de pustules, d'ecchymoses, de pétéchies, de suffusions sanguines, de tâches bleues et même quelquefois de furoncles. Un symptôme très-important de la fièvre des eaux (saturation), c'est la répulsion instinctive de continuer la cure, qui se montre à ce moment chez presque tous les malades. Pour les affections locales, cette excitation générale se fait sentir tout autant, par une recrudescence du gonflement, de la douleur et une altération des sécrétions des plaies.

Ces symptômes de réaction durent ordinairement de

24 à 48 heures, rarement plus longtemps; en général pendant sa durée on cesse tout traitement, *intus* et *extra,* ou du moins on diminue les doses. L'apparition de la fièvre des eaux est pour la plupart des malades la fin de la cure véritable, et dès ce moment ils entrent dans la période de l'action consécutive, en diminuant de jour en jour le nombre des verres, la durée des bains et la quantité d'eaux-mères qu'ils employaient. Pendant la période de la fièvre ils doivent suivre le régime de tous les fébricitants; rarement il est nécessaire de leur administrer des médicaments.

La cure consécutive consiste en un genre de vie sévère, tel que l'a prescrit le médecin.

Je conseille rarement de faire usage dans le courant du même été d'une autre eau minérale ou d'autres bains; commencer une cure dans une autre station immédiatement après en avoir faite une chez nous, serait nuisible très-souvent et rendrait incertain les effets favorables qu'on aurait pu attendre de toutes deux.

Lorsqu'on a terminé sa cure chez nous, il est bon de se reposer pendant quelques semaines, et si ensuite il y a indication de se rendre dans un autre bain, ceux qui conviennent le mieux en général, ce sont les sources ferrugineuses ou les bains de mer.

Quand il y a indication à répéter dans la même saison l'usage de nos sources, il faudra de même se reposer pendant trois ou quatre semaines avant de recommencer, ce n'est que de cette manière que nos eaux exerceront de nouveau une action salutaire. On pourra avantageusement profiter de ces quelques semaines de repos, pour faire des excursions dans les pays voisins; on pourra descendre le Rhin jusqu'à Cologne ou prendre le chemin de fer et visiter Mayence, Strasbourg, ou Heidelberg, Baden-Baden ou même pousser jusqu'à Bâle et visiter un peu la Suisse. Mais il faut toujours avoir soin que ces voyages ne deviennent pas fatigants, et s'arranger de manière à les transformer en promenades tranquilles et agréables.

Comme la plupart des malades qui viennent se faire traiter chez nous, portent des affections tenaces et presque toujours constitutionnelles, une seule saison suffit rarement pour les guérir radicalement; quand la première saison a donné une grande amélioration, il est toujours à désirer que les patients en fassent une seconde, qui est même impérieusement commandée dans plusieurs cas. Beaucoup de baigneurs nous reviennent même sans qu'il y ait pour eux nécessité de le faire; ils reviennent par reconnaissance, ou sont attirés par le charme de notre séjour, d'autres fois aussi avec l'idée qu'il pourrait être resté dans le corps un germe caché de leur ancienne maladie, germe qu'ils ont l'espoir de détruire à tout jamais, en répétant l'usage de nos eaux, dont ils ont une première fois constaté la merveilleuse efficacité.

CHAPITRE VI.

Maladies pour la guérison desquelles les sources minérales de Kreuznach ont fait leurs preuves.

Kreuznach, comme station thermale, a maintenant pour lui une expérience de quarante années; aussi est-on fixé d'une manière à peu près définitive sur les formes morbides qui lui conviennent spécialement et dont elle peut débarrasser le genre humain. Comme la liste des maladies que nous allons donner, et pour lesquelles nos eaux sont particulièrement indiquées, n'a été dressée que d'après l'expérience et l'observation de tous les jours, on verra que beaucoup de familles nosologiques n'y sont représentées que par quelques-unes de leurs formes. Il est rare qu'il nous arrive une affection isolée, ordinairement nous n'avons à traiter que des cas complexes, car tout médecin sait que presque toutes les affections chroniques, surtout si elles se présentent dans un âge assez avancé, ne sont que fort rarement une maladie simple ; la complication la plus fréquente des maladies qui nous arrivent c'est la scrofulose, qui est tantôt la cause tantôt un effet de l'affection morbide et d'autres fois seulement une complication accidentelle.

Nous accorderons un chapitre spécial assez étendu à la scrofulose, chapitre qui sera justifié par l'importance que cette disposition morbide imprime aux affections existantes. Comme les formes si variées de cette famille nosologique peuvent se montrer sur tous les points de l'économie, nous serons fréquemment obligé de ranger à côté d'elles des affections qui n'ont pas la même cause, mais pour lesquelles nous n'aurions pu trouver une place plus convenable sans nous exposer à des redites nombreuses.

La constitution scrofuleuse, telle qu'elle est admise en général par tous les médecins, est caractérisée par les symptômes suivants : les tissus et les fonctions de l'organisme manquent de fermeté et d'énergie, il y a une tendance très-prononcée ou dépôt d'une substance morbide particulière dans les divers tissus et organes, à des inflammations et à des ulcérations indolentes et chroniques. Toute espèce de disposition scrofuleuse, qu'elle soit *torpide* ou *éréthique*, sera traitée avantageusement par nos eaux minérales, cependant, c'est la forme torpide qui se présente à nous avec le plus de fréquence. Cette forme se caractérise par une flaccidité leuco-phlegmatique des parties molles, par du boursoufflement de certaines parties du corps, par exemple du nez et de la lèvre supérieure, par la paresse de l'activité végétative et motrice ; le système nerveux participe ordinairement à la torpeur générale, mais quelquefois aussi il contraste avec cette torpeur par une vivacité exagérée ; l'habitus scrofuleux torpide se caractérise en général par une corpulence massive et peu énergique.

La forme éréthique s'observe au contraire chez des sujets dont la peau est transparente, les muscles grêles et mous ; dans cette forme les fonctions s'excitent facilement, mais cette excitation n'est que factice et de peu de durée ; les traits du visage sont souvent très-fins, les formes sveltes, les facultés intellectuelles très-vives, et les individus qui la présentent ont presque toujours une stature très-élégante.

C'est le jeune âge, depuis l'enfance jusqu'après la puberté, les tempéraments lymphatiques et sanguins, le le sexe féminin, les classes aisées, qui nous fournissent la plupart des sujets de cette catégorie qui viennent se faire traiter chez nous.

La diathèse scrofuleuse telle que nous venons de la retracer peut exister longtemps avec toutes les apparences d'une très-bonne santé relative, avant de se montrer au dehors dans sa véritable signification, en se localisant sur certains tissus ou organes; il nous arrive chaque saison une foule de personnes, surtout des enfants, qui présentent avec évidence tous les signes généraux d'une prédisposition scrofuleuse générale, sans qu'il y ait déjà une localisation quelconque; en règle générale ces manifestations diathésiques ont l'hérédité pour point de départ.

Chez les adultes il n'est pas rare de voir la constitution scrofuleuse se manifester d'une manière larvée, insidieuse, et simulant d'autres affections. Dans ces cas l'emploi de nos eaux servira de moyen de diagnostic; si l'on obtient des résultats favorables, ce sera ordinairement une preuve que le caractère de la maladie était spécifique et que la diagnose du médecin était exacte.

Il se montre encore d'autres formes de scrofules, qui ne paraissent pas greffées sur une diathèse générale et qui sont et restent des affections purement locales; cela s'observe surtout pour les affections scrofuleuses contractées dans un âgé déjà un peu avancé et qui sont aussi guéries avec beaucoup plus de facilité que les premières.

On peut regarder comme des causes de la scrofule toutes les influences qui agissent d'une manière débili tante sur l'organisme, surtout dans l'enfance et pendant la période de la croissance.

Cette maladie n'est nulle part aussi fréquente que dans les pays du Nord et du centre de l'Europe ; le climat si changeant de ces régions impose à ses habitants qui veulent conserver une bonne santé, des exigences et des conditions telles, que les rapports sociaux existants ne permettent pas au plus grand nombre d'entre eux d'y satisfaire. Les classes aisées succombent sous le poids des travaux intellectuels, ou par l'abus des jouissances, tandis que les classes plus pauvres tombent malades par suite d'excès de travail, joints à une mauvaise nourriture ; de plus ces dernières sont mal vêtues, mal logées et se trouvent dans toutes les conditions insalubres qui en général délabrent la santé des pauvres. Très-souvent la scrofulose est transmise aux enfants dès et même avant leur naissance par des parents qui en sont atteints eux-mêmes, ou qui étaient affectés de tubercules ou de phthisie, de rachitisme, de goutte, d'hémorrhoïdes, de pléthore abdominale, de syphilis, de cachexie mercurielle, de maladies chroniques de certains organes importants, ou dont les forces vitales étaient délabrées à la suite de grandes plaies ou blessures qui avaient intéressé des organes importants, ou bien encore dont la constitution avait été ruinée par suite d'excès de travaux du corps ou de l'esprit, par suite de privations, de misère, de chagrins, d'excès ou d'autres manières de vivre irrégulières et mal entendues.

Les sujets qui viennent au monde bien robustes et bien portants peuvent contracter les scrofules à la suite d'une nourriture insuffisante, comme cela arrive, par exemple, pour les nourrissons qui ne reçoivent que du lait mauvais ou en quantité insuffisante, cas qui se présente fort souvent dans l'allaitement artificiel ; ce qui y contribue encore c'est l'air malsain de leurs logements, des écoles ou des ateliers dans lesquels ils séjournent, la malpropreté du corps, des vêtements et des lits, l'insuffisance de la lumière, de l'air et de la chaleur qui leur arrivent. C'est pour cette raison aussi que cette maladie est si fréquente chez ceux qui habitent des vallées étroites et profondes, ou des quartiers froids et mal aérés d'une ville. Elle peut être encore la suite d'une trop grande application de l'intelligence, dont les effets débilitants ne sont pas combattus d'une manière suffisante par des exercices qui développeraient le corps, par la jouissance d'un bon air, ni par un repos et un sommeil suffisants.

Dans l'enfance les scrofules se développent spécialement pendant la période de la dentition, à la suite d'une croissance rapide, à la suite des différentes maladies auxquelles cet âge est sujet, telles que la rougeole, la scarlatine et la varicelle ; à la suite de la gale traitée d'une manière intempestive, et quand il existait déjà chez le sujet une prédisposition ou enfin qu'il avait été mal soigné.

Plus tard, à un âge plus avancé déjà, ce sont les excès de toute espèce, les infections gonorrhoïques et syphilitiques par elles-mêmes, ou parce qu'elles ont été mal traitées; chez les femmes, les périodes menstruelles, qui peuvent devenir le point de départ du développement d'affections dont les caractères essentiels ne permettent pas de méconnaître la complication scrofuleuse; et, dans les cas où ce diagnostic pourra être douteux, il deviendra certain par les bons effets qu'on obtiendra de l'usage de nos eaux, qui deviendront ainsi un *criterium* pour la certitude du diagnostic.

La constitution scrofuleuse a une grande tendance à se manifester au dehors par la production de dépôts composés de ce qu'on appelle la matière scrofuleuse, et par le développement d'inflammations et d'ulcérations chroniques, qui ont un cachet tout particulier, et qui se montrent sur les points les plus différents de l'organisme. Cette matière scrofuleuse a une composition analogue à celle de la matière tuberculeuse : elle est composée d'albumine, de fibrine, de gélatine, de soude, de sels calcaires et d'eau. On admet généralement que cette substance doit être regardée comme une localisation à la suite de la désalbumination du sang, mais l'histoire nosologique des humeurs de l'économie est encore trop peu avancée pour qu'on puisse admettre cette théorie avec certitude.

Les formes morbides, qui ne sont que la localisation de la diathèse scrofuleuse générale, sont rarement isolées ; en général, ces localisations intéressent en même temps plusieurs tissus ou organes d'un même groupe.

Les maladies de cette espèce qui trouvent le mieux chez nous leur guérison ou au moins de l'amélioration, sont principalement les suivantes :

Les gonflements des ganglions et des vaisseaux lymphatiques situés dans le tissu cellulaire.

Ces gonflements ont ordinairement leur siége au cou, plus rarement dans le creux de l'aisselle, dans l'aine, dans le creux du jarret ou au pli du coude : tantôt ces ganglions sont isolés et présentent le volume d'une fève jusqu'à celui d'une noisette ; ou bien ils sont en chapeiet; d'autres fois ils sont conglomérés et forment des tumeurs irrégulières qui atteignent quelquefois le volume du poing; tant que ces masses ganglionnaires ne se sont pas enflammées, il y a espoir de les désagréger et d'obtenir leur résolution complète; même quand il y a déjà de l'inflammation et de la suppuration, il n'est pas rare d'en obtenir la résolution par l'application de compresses trempées dans l'eau minérale pure ou additionnée d'eaux-mères; quand il y a formation de pus et que l'on ne peut plus empêcher l'abcès de s'ouvrir, il est bon de prévenir cette ouverture spontanée en pratiquant une petite incision, de manière à ce qu'il ne reste qu'une cicatrice aussi petite que possible; on évitera ainsi la formation de ces cicatrices indélébiles, irrégulières, qui défigurent si souvent le visage et surtout le cou des personnes qui ont été atteintes de ces abcès scrofuleux qu'on a laissé s'ouvrir spontanément. Dès que l'abcès sera vidé, on fermera l'incision avec un morceau de taffetas d'Angleterre; elle se cicatrisera ainsi très-vite, et l'induration ganglionnaire qui subsiste encore après cette évacuation cède d'habitude à la cure ordinaire. Cèderont de même les gonflements et indurations des glandes lymphatiques qui ont pour cause un refroidissement, l'usage du mercure, une infection syphilitique ou gonorrhéique, ou qui se présentent sous la forme de ce qu'on désigne sous le nom de *ganglions de la croissance;* il en est de même encore pour les ulcérations ou les abcès du tissu cellulaire, qui sont la suite de tumeurs lymphatiques suppurées et qui ont perforé la peau; toutes ces affections cèdent rapidement par l'usage de nos eaux.

Nous avons souvent à traiter des cas de gonflement

scrofuleux des glandes mésentériques; ces cas se présentent spécialement chez les enfants, aux époques de la première et de la seconde dentition et s'accompagnent ordinairement de troubles digestifs. Quand il n'y a pas encore de symptômes de fièvre hectique, la guérison de cette affection s'obtient en général facilement par l'usage de nos sources. Le bas-ventre, qui est si ballonné chez les malades de cette catégorie, devient plus mou et moins volumineux; les membres, qui sont minces, grêles, faibles et presque toujours rachitiques, redeviennent fermes; la peau, qui était rude, terreuse, sans vie, redevient souple et colorée; le moral de ces enfants, qui auparavant étaient toujours tristes, se relève : ils deviennent gais et commencent à prendre part aux jeux de leurs camarades.

Nous employons nos eaux minérales avec le même succès contre les stéatomes gonorrhéïques qui se développent si souvent après des gonorrhées et des flueurs blanches de mauvaise nature compliquées d'affections syphilitiques, siégeant en dedans ou au dehors du canal de l'urètre et du vagin; ces maladies ont d'habitude leur siége dans les vaisseaux lymphatiques et dans les tissus contigus, dans leurs glandes et dans le tissu cellulaire du bassin et de la cavité abdominale qui enveloppe ces glandes; cependant on en trouve encore fréquemment au cou, et il n'est pas rare de les voir de là s'étendre dans la gorge et le long des bronches qu'ils entourent jusqu'à l'intérieur de la cage thoracique.

Les gonflements scrofuleux et lymphatiques de la glande thyroïde, qui simulent si souvent le goître, et se présentent spécialement chez les femmes et les jeunes filles qui offrant des dispositions scrofuleuses, se désagrègent et se dissipent par l'usage prolongé de nos eaux minérales qui, dans ces cas, doivent être prises pendant plusieurs années. Il en est de même pour ces gonflements si tenaces des glandes salivaires qu'on observe si fréquemment sur les sujets scrofuleux après un refroidissement ou une salivation, quelquefois aussi comme un reliquat de l'angine parotidienne, de la rougeole ou de la scarlatine.

MALADIES CHRONIQUES DE LA PEAU (DARTRES).

Nous traitons chaque année un très-grand nombre de maladies de la peau, et c'est aux brillants succès obtenus par l'usage de ses eaux minérales dans les éruptions les plus graves et les plus tenaces, que Kreuznach doit en grande partie sa réputation. La plupart des dermatoses qui se présentent à nous sont d'origine scrofuleuse, même celles qui paraissent avoir pour point de départ des affections syphilitiques, mercurielles, gonorrhéiques, goutteuses ou des troubles de fonctions importantes, comme celles des organes du bas-ventre et du système uropoétique; il n'est cependant pas difficile de démêler la plupart du temps la complication scrofuleuse, soit par les anamnestiques, soit par les symptômes. Quelquefois même ces éruptions ne sont qu'une expression différente d'une même affection; les sujets scrofuleux qui en sont atteints présentant en été des éruptions dartreuses qui disparaissent en hiver pour être remplacées par des affections catarrhales, par des flux muqueux. La cachexie scrofuleuse a une grande tendance à déposer la substance particulière qu'elle produit dans le tissu de la peau.

Ces affections deviennent chroniques par la répétition fréquente de la localisation de la maladie sur un même point, qui est déterminée par des causes accidentelles, comme par une grande chaleur et la malpropreté, ou par des révolutions naturelles de l'organisme, comme la dentition, ou encore à la suite d'exanthèmes aigus, d'un régime mal entendu, par l'abus de boissons nuisibles, ou enfin à la suite de causes extérieures, périodiques et passagères, comme le changement des saisons.

Ces dermatoses sont héréditaires ou acquises par le genre de vie, par suite de maladies antérieures, ou encore par contagion. Les formes que nous traitons avec le plus de succès sont les suivantes :

ÉRUPTIONS VÉSICULEUSES (VÉSICULES).

Ce genre d'éruptions a ordinairement une origine dyscrasique ; elles peuvent occuper de larges surfaces du corps, et deviennent une des maladies les plus incommodes par les démangeaisons intolérables qu'elles occasionnent ; ce qui dans ces cas inspire une grande confiance aux malades, c'est que dès les premiers jours l'usage des bains leur procure du repos pendant la nuit. Ces éruptions ont ordinairement pour siége les régions où la peau est délicate et très-riche en glandes sudoripares et en follicules sébacés ; ainsi nous observons les variétés suivantes :

L'eczéma de la tête, de la face, des oreilles, des paupières, des narines, des lèvres ; l'eczéma axillaire, périnéal, scrotal, celui des grandes lèvres, des mamelles, des articulations, l'eczéma des pieds et des mains. Cette dernière forme se remarque ordinairement sur les meuniers, les boulangers et d'autres ouvriers qui manipulent des substances irritantes.

Les éruptions vésiculeuses herpétiques suivantes : *l'herpès phlycténoïde et l'herpès circiné* se présentent rarement ici ; nous les traitons en général avec succès ; nous ne voyons pas non plus souvent l'herpès du prépuce et de la vulve, et pour ceux que nous avons à traiter, quelques lotions ou quelques bains en font justice très-rapidement et prouvent qu'ils ne sont point d'origine syphilitique. En fait d'éruptions bulleuses, nous observons quelquefois des cas de *pemphigus* chronique ou de *rupia ;* ce dernier a ordinairement une origine syphilitique ; en général, nous guérissons les deux affections.

Le genre d'affections que nous avons à traiter le plus souvent et presque toujours avec succès, ce sont les éruptions pustuleuses : l'*impetigo figurata*, qui a très-souvent son siége à la face et s'appelle alors *impetigo larvalis ;* on le retrouve rarement sur d'autres parties du corps ; il affecte de préférence des enfants qui ont un tempérament lymphatico-sanguin.

L'*impetigo sparsa* affecte le plus souvent les sujets plus âgés et a son siége aux jambes.

L'*impetigo granulata* se loge de préférence entre les cheveux de la partie postérieure de la tête.

L'*ecthyma chronique* se montre d'habitude par éruptions répétées chez des personnes qui souffrent de troubles de la nutrition.

L'*ecthyma cachecticum* est rarement traité ici ; il siége de préférence sur les extrémités des vieillards qui souffrent d'affections urinaires. Le traitement de cette forme est d'habitude très-long, mais en général couronné de succès.

L'*acné disséminée*, qui a son siége à la figure, aux

épaules, au tronc, rarement aux extrémités, se présente sous forme d'acné simple ou indurée, ou bien accompagnée de tannes, sous forme d'*acne punctata*, et s'observe principalement à l'âge de la puberté.

La couperose (*acni rosacea*) est presque toujours chez des personnes d'un certain âge sous la dépendance d'une affection du bas-ventre, d'une affection hémorrhoïdale ou de troubles de la menstruation ; l'abus de boissons spiritueuses coopère souvent à la production de cette maladie, mais n'en est pas toujours la cause, comme les mauvaises langues voudraient le faire croire, car elle se montre fréquemment chez des dames qui ne boivent jamais de liqueurs alcooliques ; le traitement en est en général assez long et demande que l'on prenne de l'eau à l'intérieur, car un traitement purement externe ne suffirait pas.

Il en est de même de la mentagre, maladie très-tenace qu'on guérit, il est vrai, en y mettant de la persistance, mais qui revient très-facilement après un écart de régime.

ÉRUPTIONS PAPULEUSES (PAPULÆ).

Le *prurigo* a son siége de prédilection sur les parties postérieures du tronc et le côté de l'extension des membres.

Sous la forme de *prurigo mitis,* il se montre la plupart du temps chez des jeunes gens et au commencement de l'été ; le *prurigo formicans* affecte plus spécialement les personnes plus âgées et se montre dans toutes les saisons. Le premier provient souvent de malpropreté, le second de troubles des organes du bas-ventre ; comme maladie locale, le prurigo s'observe particulièrement au siége et aux parties génitales des deux sexes, sous la forme du *prurigo podicis*, *scroti*, *præputii*, *vulvæ*, formes qui occasionnent quelquefois aux personnes qui en sont atteintes des démangeaisons intolérables; leur guérison est en général assez facile.

Le *lichen* s'observe à tous les âges et chez les deux sexes indifféremment; il a de la tendance à récidiver avec le retour de la saison chaude; la forme la plus grave, c'est le *lichen agrius* qui nous arrive ici quelquefois, après avoir subi ordinairement beaucoup d'autres traitements sans succès. Cette forme demande à être traitée d'une manière très-énergique; malgré cela, la cure est en général longue et doit être répétée plusieurs fois; le *lichen simplex* guérit beaucoup plus facilement.

ÉRUPTIONS SQUAMEUSES (SQUAMES).

L'*ichthyose* affecte ordinairement tout le corps, mais particulièrement les articulations et les surfaces externes des membres, presque jamais le visage; l'*ichthyose congénitale* est en général incurable; quand elle est *acquise*, on peut la guérir dans la plupart des cas.

Le *pityriasis* se présente souvent sous forme de *pityriasis simplex*, plus rarement sous la forme de *pityriasis rubra*; il occupe de préférence les parties velues, plus rarement il envahit les surfaces de la main ou la plante des pieds; les deux espèces cèdent d'ordinaire très-facilement; le *pityriasis versicolor* est plus tenace et ne guérit en général que si l'on parvient à écarter les troubles de la sécrétion biliaire dont il ne paraît être qu'un effet.

Le *psoriasis*, sous les deux formes de *psoriasis gut-*

tata et *diffusa*, se guérit ici, mais seulement après des cures répétées; le *psoriasis isolé*, peu étendu, qu'on observe surtout aux genoux et au coude, est beaucoup plus tenace que les formes qui occupent une surface plus étendue.

DERMATOSES TUBERCULEUSES (TUBERCULES).

Le *lupus* ne s'observe que sur des sujets scrofuleux; sous la forme de *lupus serpiginosus* il occupe spécialement la figure, sous celle de *lupus perforans* le nez, les joues et le menton, et sous la forme de *lupus hypertrophicus* la figure. Quand cette maladie nous arrive peu de temps après son début, nous sommes quelquefois assez heureux pour arrêter ses progrès; dans les stades plus avancés, il faut être très-content si, au bout de plusieurs cures, on est parvenu à obtenir une cicatrice qui ne défigure pas trop les malheureux atteints de cette terrible maladie.

ÉRUPTIONS MACULEUSES (MACULÆ).

Les *éphélides* des enfants scrofuleux et les taches de *purpura*, qu'on observe sur des personnes qui sont très-affaiblies à la suite de maladies antécédentes, disparaissent graduellement à mesure que la nutrition s'améliore par l'usage de nos eaux minérales.

MALADIES DE LA PEAU ET DU TISSU CELLULAIRE QU'ON NE PEUT RANGER DANS AUCUNE DES CLASSES PRÉCÉDENTES.

La diathèse furonculeuse (furonculose) trouve très-souvent sa guérison chez nous; cette diathèse se montre de préférence chez des personnes d'un certain âge, dyscrasiques, qui souffrent de troubles de la circulation ou de la digestion, ou dont la peau devient très-facilement malade par suite du manque de soins, de propreté.

Il n'est pas rare de voir se manifester des furoncles pendant la cure, mais ces éruptions, qui sont une suite de l'usage de nos eaux, sont ordinairement de nature critique et de bon augure pour la guérison du mal principal.

DISPOSITION GRAISSEUSE (PIMELOSIS NIMIA).

L'*habitus* scrofuleux s'accompagne souvent d'une hypertrophie leuco-phlegmasique de la peau et de son tissu cellulaire, qui donne à tout l'individu un aspect spongieux, boursouflé, surchargé de graisse; cette disposition graisseuse se montre assez fréquemment dans le jeune âge, et il nous arrive chaque année des enfants qui font l'étonnement de tout le monde par le volume de leur abdomen; à mesure que la constitution s'améliore, le corps de ces enfants reprend ses dimensions normales, les tissus redeviennent fermes, et la stature plus svelte; elle prend de l'expression. Chez les gens d'un certain âge, cette disposition graisseuse est ordinairement la suite d'excès de nourriture et de l'abus des boissons spiritueuses; elle est souvent causée par la paresse et un sommeil trop prolongé; dans ces cas, il faut pendant toute la cure observer une diète sévère, dormir peu et prendre beaucoup d'exercice; ces moyens sont les seuls capables de diminuer l'embonpoint, sinon de faire maigrir les malades atteints d'obésité.

La disposition à être affecté d'engelures et d'autres indurations analogues de la peau, est guérie par l'usage de nos eaux qui préviennent aussi l'éruption de ces affections.

Les ulcères chroniques de la peau et du tissu cellulaire, qu'ils soient d'origine scrofuleuse ou la suite de troubles des organes du bas-ventre, se guérissent rapidement à Kreuznach.

La faiblesse de la peau accompagnée de sueurs profuses avec formation d'éruptions de vésicules miliaires, qu'on observe si souvent après les longues maladies, après des exanthèmes aigus, les rhumatismes, après les couches et les fièvres nerveuses gastriques, se guérissent aussi rapidement.

Nous consacrerons quelques remarques spéciales aux éruptions cutanées qu'on appelle *syphilides*, à cause de l'importance qu'elles donnent à l'efficacité de nos eaux minérales.

Ces syphilides se montrent principalement sous la forme du psoriasis, de la roséole, de l'ectyma et du rupia.

Outre que les commémoratifs indiquent ordinairement dès l'abord le caractère constitutionnel de ces éruptions, le diagnostic différentiel de celles-ci avec les dermatoses qui ont une autre origine est en général confirmé par les signes suivants : par leur teinte cuivrée caractéristique, qui se dissipe rarement assez complétement pour qu'on ne puisse plus la reconnaître; par leur forme circulaire, qui peut ne plus être régulière pour toutes les taches, mais qui est toujours très-distincte au moins sur certains segments; les squames des syphilides sont toujours minces, sèches et grises, les croûtes épaisses, verdâtres, dures et crevassées; quoique les syphilides puissent occuper toute la surface du corps, leur siége de prédilection est cependant aux parties génitales, à la face, au front, aux lèvres, sur le dos et les épaules.

Nous nous contenterons de faire les quelques remarques suivantes sur notre méthode de traitement balnéologique des dartres et sur ses résultats.

Presque toujours nous employons notre eau minérale simultanément en boisson et en bains, même dans les cas qui ne paraissent être que des affections toutes locales; il est toujours prudent de combiner le traitement externe avec un traitement interne ; car une dermatose qui a troublé pendant longtemps les fonctions de la peau, exerce toujours une influence nuisible sur la composition des humeurs, et c'est cette dyscrasie qui est avantageusement combattue par l'administration de l'eau minérale à l'intérieur, d'autant plus que cette dernière agit encore comme un révulsif, qui combat l'irritation du tissu cutané existant dans la plupart des cas. Nous devons le plus grand nombre des guérisons rapides et surprenantes que nous obtenons dans les espèces dartreuses les plus graves à l'avantage que nous avons de pouvoir dans presque tous les cas combiner le traitement externe avec le traitement interne.

C'est l'état d'irritation actuel de la peau et l'état d'irritabilité de tout l'organisme qui détermineront dans chaque cas la force, la durée et la température des bains. Avec les constitutions torpides les bains doivent être plus chauds, leur durée plus longue et la quantité d'eaux-mères plus grande; quand il y a éréthisme, il faut donner des bains plus frais, moins longs et moins forts; quelquefois même il y a indication à mitiger leur action par l'addition de son ou d'une autre substance adoucissante analogue. Il n'est pas rare qu'à côté des bains nous prescrivions encore nos eaux en topiques; ainsi nous les employons sous forme de bains locaux, de lotions, de fomentations, d'enveloppements dans les cas d'eczéma, d'herpès et de prurigo, des croûtes de lait, de favus, de couperose, de mentagre, de lupus et autres éruptions qui sont surtout locales; l'état d'irritabilité de la peau détermine la force des topiques, et ceux-ci peuvent souvent revendiquer pour eux une bonne part dans la guérison des éruptions tenaces; mais un traitement purement local ne suffirait pas dans la plupart des cas qui nous arrivent et qui presque tous sont de nature constitutionnelle.

La cure thermale seule dans certaines dermatoses ne suffirait pas pour obtenir la guérison, ou bien elle demanderait au moins un temps si long qu'elle épuiserait la patience des malades; aussi quand il nous arrive une de ces complications syphilitique, gonorrhéique ou mercurielle si tenaces, nous avons recours à l'administration simultanée d'autres médicaments tels que: les bois sudorifiques, la décoction de Zittmann, le roob de Laffecteur, la décoction de Pollinus et un régime très-sévère.

Les complications abdominales, goutteuses, ou hémorrhoïdales cèdent à l'usage de notre eau minérale à l'intérieur.

Dans le traitement des dermatoses chroniques nous accordons une très-grande importance au régime: nous défendons l'usage de tous les aliments et de toutes les boissons forts, épicés, fermentés et irritants; la tempérance, qui va quelquefois jusqu'à une véritable cure par l'abstinence, est d'un secours puissant pour obtenir la guérison de ces maladies.

Il n'est pas rare de voir la marche favorable vers la guérison, que la maladie a prise dès le début de la cure, être interrompue subitement par l'apparition de nouvelles éruptions plus ou moins analogues aux premières ; mais ces éruptions consécutives ne doivent pas effrayer, ordinairement elles sont un symptôme très-favorable qui promet une guérison rapide.

Les dermatoses de la jeunesse guérissent plus facilement que celles qui apparaissent à un âge plus avancé ; les éruptions sèches sont plus tenaces que celles qui sont humides.

Un traitement irrégulier ou écourté ne donne pas de résultat dans les maladies chroniques de la peau ; quand il a même donné un succès, celui-ci n'est que passager, car un grand nombre d'affections dartreuses demandent un traitement long, soutenu et qui doit être répété quelquefois pendant plusieurs années consécutives, comme par exemple le *lupus*, l'*acne rosacea*, la *mentagre*, contre lesquels tous les moyens qu'on emploie d'ordinaire ont déjà échoué.

MALADIES DES MUQUEUSES.

De même que la scrofulose prédispose à des éruptions cutanées, de même aussi elle prédispose à des affections des muqueuses, qui peuvent bien guérir momentanément, mais qui ont l'habitude de récidiver et de se transformer finalement en affections chroniques persistantes.

A la suite d'irritations et d'inflammations catarrhales, il se développe peu à peu du boursoufflement, des flux, des exsudations, de l'épaississement et des ulcérations, des muqueuses, qui sont en général très-tenaces, pénètrent profondément dans les tissus adjacents, et finissent par devenir des affections très-pénibles.

Les produits de sécrétion de ces muqueuses, ainsi affectées à la suite de scrofulose, sont âcres, irritants et attaquent fréquemment les parties avec lesquelles elles sont en contact.

Les formes suivantes se trouvent spécialement fort bien de nos eaux :

MALADIES DES YEUX.

La muqueuse des paupières et des glandes de Meibomius (blépharadénite scrofuleuse), la conjonctive de l'œil (conjonctivite lymphatique et ophthalmie blennorrhéique scrofuleuse), surtout celle de la cornée (kératite scrofuleuse), la membrane qui revêt les voies lacrymales (dacryocistite scrofuleuse), sont fréquemment le siége d'inflammations scrofuleuses avec leurs suites. Ces suites sont la photophobie scrofuleuse, l'épaississement et la suppuration des bords des paupières, la perte des cils, des ulcères et des taches de la cornée (ulcères et opacité de la cornée), avec leurs conséquences qui sont : la diminution et les troubles de la force visuelle, du boursoufflement de la muqueuse des voies lacrymales, avec obstruction de ces voies et ses conséquences; écoulement des larmes au dehors, gonflement du sac lacrymal et formation de fistule lacrymale.

Nous obtenons toujours des résultats favorables dans les inflammations scrofuleuses, suivies d'exsudation dans la glande lacrymale, les caroncules lacrymales, le tissu cellulaire et dans le périoste de la cavité orbitaire et de leurs conséquences naturelles; formation d'ulcères, déplacement et défiguration des organes voisins.

Outre les affections de nature scrofuleuse des diverses parties du système oculaire, nous avons très-fréquemment à traiter des reliquats pathologiques les plus divers que présente cet organe après des lésions mécaniques, après des inflammations rhumatismales, catarrhales, goutteuses, herpétiques, syphilitiques, gonorrhéïques, reliquats qui se traduisent au dehors sous la forme d'exsudations plastiques, d'obscurcissement de la vision, d'agglutination et d'hypertrophie des diverses parties, qui altèrent quelquefois d'une manière très-grave la structure et les fonctions de cet organe, et vont même parfois jusqu'à paralyser complétement son activité spécifique.

Les orgelets, les taches de la cornée, le trachome, le pannus, l'onyx, la synéchie antérieure et postérieure, l'hypopion, les résidus des exsudations sanguines dans les chambres de l'œil, les obscurcissements du système lenticulaire, de l'iris, de la membrane descemétique, même les exsudations qui se sont faites sur les nerfs visuels et leurs épanouissements, sont souvent traitées avec succès par l'usage de nos eaux minérales.

En même temps que dans ces affections de l'œil nos eaux minérales sont administrées *intus* et *extra*, comme traitement général, elles sont encore employées comme topiques, pures ou avec des additions, sous forme de lotions, de fomentations, de bains locaux et de bains de vapeurs; mais ces applications topiques doivent être faites avec beaucoup de précautions, dans des chambres fermées et tout au plus deux fois par jour, de manière à ne pas devenir trop excitantes.

MALADIES DES CAVITÉS NASALES.

Les cavités nasales des sujets scrofuleux sont souvent le siége d'inflammations chroniques, suivies de boursoufflement et d'ulcération de ces parties, qui, sous la forme de coryza sec et d'ozène, se traduisent au dehors par une odeur très-désagréable et infecte, qui devient une véritable incommodité. Ces affections n'occupent en général qu'une seule cavité, mais de là elles s'étendent souvent vers les sinus frontaux, maxillaires et nasaux, et deviennent alors beaucoup plus douloureuses et plus tenaces; il n'est pas rare de voir ces ulcérations se propager à la substance osseuse et cartilagineuse des parties adjacentes, et devenir ainsi la cause de suppurations interminables, qui ont pour résultat final de défigurer l'individu.

Des boursoufflements polypiformes ou de véritables polypes des cavités nasales, tels qu'il n'est pas rare d'en observer après les flux muqueux chroniques, sont souvent améliorés par l'usage de nos eaux, et quand on les a enlevés par une opération, celles-ci préviennent leur récidive.

Les petites éruptions humides (*herpès nasalis*) qu'on observe aux bords de ces cavités sur les sujets scrofuleux, surtout à l'âge du développement de la puberté, sont une des affections les plus difficiles à guérir que nous ayons encore rencontrées dans notre pratique thermale.

Parfois aussi, les formes pathologiques que nous venons d'observer sur le nez, sont compliquées de syphilis, ce qui ne peut être déterminé que par un interrogatoire très-minutieux, car ici tout signe distinctif et différentiel nous fait défaut.

A côté de la cure générale et des autres médicaments qui pourraient être indiqués suivant chaque cas, nous employons encore en général contre ces maladies des cavités nasales, des inspirations et des injections faites avec notre eau minérale, pure ou mélangée d'eau pure, et l'inspiration des vapeurs de nos sources.

MALADIES DES OREILLES.

La conque de l'oreille est fréquemment le siége d'éruptions scrofuleuses, vésiculeuses ou pustuleuses; le conduit auditif externe, la trompe d'Eustache, la caisse du tympan et les membranes qui les revêtent peuvent être affectés de catarrhes, d'inflammations chroniques, de boursoufflement, d'ulcérations, accompagnées d'écoulements infects, d'oblitérations des canaux et de perforation du tympan; les ulcères de la muqueuse gagnent quelquefois en profondeur et détruisent les parties osseuses environnantes, en provoquant leur carie ou leur nécrose. Comme suite symptomatique de ce processus morbide, nous avons les bruits anormaux, les bruissements, les bourdonnements d'oreille, un affaiblissement de l'ouïe ou même une surdité complète et des douleurs de toute espèce.

Quand la trompe d'Eustache est malade, les cavités nasales et l'arrière-gorge se prennent consécutivement, les amygdales sont souvent gonflées et épaissies, ce qui contribue encore à troubler davantage les fonctions de l'ouïe.

Dans ces cas la cure générale est soutenue par un traitement local, qui consiste en gargarismes, instillations, injections avec de l'eau minérale tiède, ainsi qu'en inhalations ou en insufflations de vapeurs salines.

MALADIES DE LA CAVITÉ BUCCALE.

La cavité buccale des personnes scrofuleuses est presque toujours malade et surtout à l'époque du développement de la puberté; les amygdales, le voile du palais, la base de la langue, les gencives, la partie interne des joues, sont boursoufflés, gonflés, épaissis, flasques et colorés en rouge foncé; l'haleine est en général mauvaise, sans que cette odeur désagréable ait une cause gastrique; le goût est obtus, fade ou manque complétement; les dents sont ordinairement cariées, en partie déjà détruites complétement, crevassées horizontalement et plantées irrégulièrement. Ce sont aussi spécialement ces enfants scrofuleux qui sont pris de convulsions au moment où percent les dents.

Il n'est pas rare de voir ces affections de la bouche compliquées de syphilis ou de cachexie mercurielle, ce qui donne un aspect tout différent aux manifestations symptomatiques, et doit nécessairement faire varier le mode de traitement; dans ces cas on est obligé quelquefois d'avoir recours à des traitements spécifiques, mais cependant, même la salivation chronique la plus violente, cède ordinairement à l'emploi de gargarismes faits avec notre eau minérale pure; si l'on veut fortifier son action par son emploi topique, on peut ajouter tout au plus une à deux cuillerées d'eaux-mères à un litre d'eau minérale, prise à la source d'Élisabeth.

MALADIES DES VOIES DIGESTIVES.

La muqueuse de l'arrière-gorge, de l'œsophage et du reste du canal digestif (cette dernière partie pourtant moins que les deux précédentes) est souvent affectée de catarrhe scrofuleux, de boursoufflement et d'ulcérations, qui ont très-souvent pour résultat des troubles très-graves de la digestion; plus rarement des rétrécissements des voies digestives, se traduisant par des symptômes d'étranglement et par d'autres qui dénotent un obstacle au cours des aliments ou à l'expulsion des fèces. Toutes ces manifestations morbides ont des symptômes plus prononcés quand ces *processus* pathologiques se propagent aux tissus sous-muqueux et les envahissent.

Des rétrécissements scrofuleux (sténoses) et des ulcères de la cavité buccale ont été souvent confondus avec des manifestations syphilitiques secondaires et même, dans certains cas, avec la dégénérescence cancéreuse; mais l'amélioration et la guérison que procure dans ces cas l'usage de nos eaux minérales écarte quelquefois très-vite les craintes qu'avait fait naître cette confusion.

Assez souvent des portions isolées de l'intestin grêle ou du gros intestin sont, à la suite de catarrhes chroniques, de dysenteries ou de fièvre typhoïde, le siége de boursoufflements, d'épaississement, d'ulcérations de la muqueuse et du tissu cellulaire, états pathologiques qui peuvent donner lieu à des troubles variés dans l'activité du tube digestif, à des sensations douloureuses de toute espèce, à des constipations ou à des diarrhées opiniâtres; chez les enfants scrofuleux, ces diarrhées sont quelquefois accompagnées de déjet d'une matière grumeleuse particulière, qui indique que la partie malade du tube digestif sécrète continuellement une substance plastique (*infarctus*).

Les organes glanduleux de l'appareil digestif, le foie,

la rate et les glandes des intestins des sujets scrofuleux sont assez souvent le siége d'altérations organiques; déjà chez les enfants scrofuleux et rachitiques, on observe souvent que les dernières côtes sont soulevées par les organes sous-jacents, le foie et la rate, qui ont acquis un volume considérable par suite de congestions sanguines, d'hypertrophie ou de changement de texture, comme par exemple à la suite d'exsudations inflammatoires et surtout à la suite de leur dégénérescence graisseuse. Des états analogues se présentent aussi, quoique plus rarement, chez des adultes qui viennent se faire traiter ici et qui souffrent de scrofulose, de syphilis invétérée ou de cachexie mercurielle. Les gonflements du foie et de la rate, qui sont souvent le reliquat d'accès répétés de fièvre intermittente, non-seulement obtiennent de l'amendement, mais souvent aussi une guérison radicale par l'usage de nos eaux minérales.

Il nous arrive de temps en temps des cas de tumeurs sarcomateuses ou cancéreuses du foie; nous ne pouvons leur procurer qu'un soulagement momentané, car il est bien évident que ces affections sont incurables pour nous comme pour tout le monde.

Les épanchements séreux et plastiques de la cavité péritonéale, ainsi que les tumeurs qui ont leur siége sur le péritoine lui-même ou sur ses prolongements, et qui incommodent surtout par la pression mécanique qu'elles exercent sur les autres organes, obtiennent en général de l'amendement par l'usage de nos eaux, quelquefois même une guérison complète.

L'expérience a appris que quand les personnes qui ont souffert de scrofules dans leur jeune âge arrivent à un âge plus avancé, il se développe chez elles la *pléthore veineuse* du sang, c'est-à-dire que la quantité de sang noir prédomine sur celle de sang rouge; cette dyscrasie du sang se traduit en général déjà au dehors, principalement par des troubles dans les appareils circulatoires du bas-ventre, et y fait naître les manifestations morbides les plus diverses, manifestations organiques et fonctionnelles, troubles qui se produisent d'autant plus facilement qu'il y a encore souvent des reliquats des processus pathologiques qui ont existé dans la jeunesse, tels que : affections catarrhales, indurations, épaississements, tumeurs, qui ne se sont pas complétement dissipés; on peut noter comme les manifestations les plus fréquentes de la pléthore abdominale: des congestions sanguines des organes glanduleux et des vaisseaux du bas-ventre, qui ont pour suite : le gonflement et une exagération dans la nutrition du bas-ventre, sa tension et des flux sanguins périodiques (hémorrhoïdes fluentes) provenant des veines; l'activité des régions malades est souffrante, les digestions sont paresseuses et irrégulières, les excrétions sont trop rares ou trop fréquentes, et il en résulte facilement la jaunisse avec constipation ou une diarrhée violente, les deux accompagnées en général de flatulence et de ses symptômes si pénibles; ces dégénérescences organiques sont l'origine d'une série innombrable de symptômes d'irritation et de manifestations réflexes des parties malades elles-mêmes, ou de presque tous les organes, systèmes et régions de l'organisme, sur lesquels elles réagissent, et qui consistent en bouffées de chaleur, en douleurs, en crampes, en une dépression morale qui peut atteindre ses derniers degrés, qui sont l'hypochondrie, la mélancolie, l'hystérie, qui même souvent se manifestent comme symptômes concomitants ou consécutifs des lésions fondamentales dont nous venons de parler.

Chez les sujets qui ont souffert depuis longtemps d'affections du bas-ventre, nous rencontrons souvent, avec une grande flaccidité des tissus et une sécrétion muqueuse exagérée, des vers, même des ténias, qui séjournent dans le canal intestinal; par suite de la cure, et surtout par l'usage à l'intérieur de l'eau de la source d'Élisabeth, ces vers sont en général expulsés très-rapidement.

Dans toutes les affections des voies digestives dont nous venons de parler, un traitement thermal bien réglé rend de très-grands services, et c'est surtout l'eau de la source d'Élisabeth, prise à l'intérieur, qui donne les résultats les plus remarquables; mais, dans leur emploi, il ne faut pas se fier à la maxime banale: « beaucoup d'eau fait beaucoup de bien; » car, au contraire, ce n'est qu'à doses modérées, qu'on augmente peu à peu et avec prudence, qu'on obtient des résultats certains et radicaux, beaucoup plus sûrement que si on employait nos eaux minérales ou d'autres sources plus fortement laxatives, de manière à obtenir des purgations violentes.

Ce qui augmente encore souvent l'action de la cure générale dans beaucoup d'affections organiques, c'est le traitement local qu'on fait par des enveloppements, par le frottage, le massage, par des douches ou des lavements; ces derniers deviennent quelquefois très-efficaces dans les affections du bas-ventre tant par l'action immédiate qu'ils exercent sur des portions malades du canal digestif et les tissus voisins, que par l'absorption directe de cette eau minérale par les vaisseaux de la veine porte et les vaisseaux lymphatiques de la cavité abdominale, absorption qui dissipe ainsi les congestions de cette cavité en excitant la circulation du sang.

Dans le cours du traitement, il se manifeste quelquefois, et sans qu'on ait cherché à les provoquer, des diarrhées violentes, des molimen hémorrhoïdaux et des flux sanguins qui amendent beaucoup les manifestations morbides; ces effets peuvent être purement passagers et disparaître pour toujours en même temps que se dissipent les stases sanguines du bas-ventre; mais d'autres fois ils sont la première apparition d'un flux hémorrhoïdal qui va reparaître périodiquement, et qui ne contribue qu'à améliorer les affections organiques, mais non pas à les guérir complétement.

MALADIES DES ORGANES RESPIRATOIRES.

Les muqueuses des voies respiratoires des personnes scrofuleuses sont très-impressionnables à tous les changements de température, et ont une grande tendance à contracter des affections catarrhales et inflammatoires qui, par leurs récidives fréquentes, ou si elles sont négligées, prennent souvent un caractère très-sérieux. Il nous arrive chaque année un nombre assez considérable de malades qui présentent du boursoufflement, de la flaccidité de la muqueuse de l'arrière-gorge, des canaux aériens, accompagnés de toux muqueuse, d'enrouement ou d'autres symptômes dyspnoïques; quand ces maladies ne sont pas trop étendues ou pas trop enracinées, l'usage de nos eaux minérales procure fréquemment une amélioration considérable et assez souvent même une guérison radicale.

Tout le monde sait que la phthisie tuberculeuse atteint souvent des sujets déjà d'un certain âge, mais qui avaient souffert dans leur jeunesse de scrofules qu'on avait négligé de traiter d'une manière convenable. Nous pourrions prouver par des cas nombreux de guérison, tirés de la pratique balnéologique de Kreuznach, que des membres issus de familles tuberculeuses, ou dont les parents sont morts de phthisie, surtout de tubercules pulmonaires, ont été préservés de cette terrible maladie de famille par un traitement convenable par nos eaux minérales, quand on s'y est pris à temps et qu'on a consacré à ce traitement le temps et les soins nécessaires.

Après le croup, la rougeole, la coqueluche ou d'autres affections catarrhales et inflammatoires subaiguës, les voies respiratoires conservent une tendance à s'affecter de nouveau, cet état qui constitue ce qu'on appelle vulgairement une poitrine faible, est favorablement modifié par l'emploi de nos eaux; il en est de même des exsudations qui se sont faites dans le tissu pulmonaire lui-même ou sur les plèvres.

La tuméfaction scrofuleuse des ganglions bronchiques, avec les troubles si variés qui en résultent pour la respiration, pour la voix et pour le cours du sang, se traitent souvent ici avec succès.

Dans le traitement des affections des organes respiratoires, nous employons avec beaucoup d'avantage, outre la cure générale par les bains et la boisson, l'inhalation des vapeurs minérales, soit dans les cabinets de bains, soit autour des bâtiments de graduation, où les malades respirent une atmosphère saline dont ils se trouvent en général très-bien.

Le climat de Kreuznach, avec son air si pur, si doux, et toujours légèrement agité et modérément humide, contribue puissamment à amener la guérison des malades qui souffrent de la poitrine, et qui viennent réclamer la santé à cette station thermale.

MALADIES DES VOIES URINAIRES.

Parmi les maladies de cette catégorie, nous traitons particulièrement avec succès les suivantes : les catarrhes chroniques et les flux muqueux des bassinets, des uretères, de la vessie et de l'urèthre, que ces affections soient la suite de refroidissements chez des sujets scrofuleux, herpétiques ou goutteux, ou qu'elles aient pour cause la syphilis, la gonorrhée, les hémorrhoïdes ou des calculs; parmi les cas légers, nous rangerons les affections purement catarrhales; les blennorrhées chroniques avec ulcération, l'épaississement et le boursoufflement de la muqueuse et de son tissu cellulaire, sont déjà plus difficiles à guérir.

Nos eaux sont employées avec succès dans l'induration des reins à la suite d'exsudation plastique dans son tissu, avec troubles consécutifs dans ses fonctions, et qu'on observe à la suite de refroidissements, d'abus de boissons excitantes, de l'usage exagéré de diurétiques violents et surtout à la suite de la maladie de Bright, ou la dégénérescence lardacée de cet organe, qui est analogue à celle du foie et de la rate et qui a pour causes le rachitisme, la scrofule ou la syphilis; les suites enfin de cette induration et de cette dégénérescence du tissu du rein, caractérisées par une diminution dans la sécrétion urinaire et de la tendance à la production de collections séreuses, disparaissent peu à peu, à mesure que, par l'usage de nos eaux, la structure de l'organe revient à son état normal. Nous avons même guéri d'une manière radicale des cas d'albuminurie chronique.

Sous l'influence de nos eaux, nous avons vu se fermer les ouvertures ayant leur siége dans la région lombaire et par lesquelles s'étaient vidés des abcès périnéphrétiques.

Des hémorrhoïdes vésicales, en tant qu'elles sont sous la dépendance de stases sanguines du bas-ventre, qui peuvent être écartées par nos eaux, se dissipent complétement ou sont remplacées par un flux sanguin périodique provenant d'hémorrhoïdes anales qui les ont remplacées.

Nos eaux rendent d'excellents services dans les cas de concrétions terreuses dans les voies urinaires; depuis que mon père a publié les succès nombreux qu'il a obtenus dans des cas de ce genre, l'expérience n'a fait que confirmer d'une manière éclatante l'efficacité de nos sources dans ces cas.

L'usage de nos eaux minérales, surtout de celle de la source d'Élisabeth prise à l'intérieur, mélangée, suivant les circonstances, avec du petit-lait ou du lait, provoque une désagrégation graduelle de ces concrétions, qui finissent par se dégager des enveloppes muqueuses dont elles sont entourées ordinairement, et par être expulsées au dehors sous forme de sables et de fragments de graviers, quelquefois par quantités vraiment surprenantes; à mesure que sont rejetés au dehors ces débris de concrétions, les douleurs et les autres symptômes que provoquait leur présence se dissipent rapidement.

Il est encore très-incertain que nos eaux minérales, tout aussi peu que d'autres, puissent décomposer chimiquement des calculs déjà tout formés dans les voies urinaires. Cependant elles sont douées des qualités suivantes, qui sont très-favorables pour dissoudre les concrétions terreuses: elles ne renferment que des combinaisons chlorurées, iodurées et bromurées, facilement solubles, tandis qu'elles ne contiennent aucun sulfate, qui, comme le gypse spécialement, ne restent en dissolution que très-difficilement; comme par nos eaux la quantité d'urine est augmentée, celle-ci devient plus fluide, moins épaisse, plus propre par conséquent à dissoudre les concrétions et à expulser les graviers et les sables déjà existants. Comme de plus elle guérit le catarrhe qui accompagne ordinairement la présence de ces calculs, son action directe sur ces concrétions terreuses devient plus facile, et elle les empêche de s'agglutiner et de se fixer contre les parois de la vessie ou de ses dépendances. La propriété qu'ont les bains d'eau minérale de diminuer la quantité de sels phosphatés qui sont éliminés par les urines, prévient probablement souvent chez les enfants scrofuleux et combat la tendance qu'a leur organisation de former des calculs et des graviers.

MALADIES DES PARTIES GÉNITALES DE L'HOMME.

Les maladies de cette catégorie qui se traitent chez nous sont ordinairement d'origine gonorrhoïque ou syphilitique et les sujets qui les présentent sont en général des scrofuleux chez qui elles sont si fréquentes et si tenaces.

Les eaux de Kreuznach réussissent très-bien aussi

dans les gonorrhées invétérées (goutte militaire) et les rétrécissements de l'urèthre qui en sont la suite, ou qui proviennent d'ulcères syphilitiques, et qui sont ordinairement accompagnées de symptômes si incommodes et quelquefois si dangereux, entre autres la difficulté d'uriner, qu'éprouvent si souvent les malades; toutes ces affections sont guéries ou au moins amendées par l'usage de nos sources.

Les indurations et les épaississements cartilaginiformes, qui sont souvent accompagnés d'un gonflement variqueux des veines et des vaisseaux lymphatiques du corps caverneux du pénis, altérations qui donnent quelquefois au membre une direction courbée permanante et très-pénible (corde), exigent l'emploi d'un traitement général et local très-long.

Les stéatomes gonorrhéiques, qui se présentent comme conséquences de gonorrhées qui ont duré très-longtemps, qui ont récidivé, ou qui ont été mal traitées, et qui sont souvent compliquées d'une affection syphilitique, se montrent sous forme de tumeurs d'un volume très-variable aux parties génitales externes, dans la région inguinale, remontent fréquemment jusque dans la cavité du bassin et même jusque dans la cavité abdominale, où elles se développent en chapelets de ganglions le long des vaisseaux lymphatiques, en provoquant quelquefois des troubles considérables dans le fonctionnement des organes du bas-ventre; ces cas très-graves demandent un traitement très-long et plusieurs fois répété.

A la suite de lésions traumatiques, de refroidissements, ou d'autres causes spécifiques, on observe souvent le gonflement et l'induration des testicules, de l'épididyme et des cordons spermatiques, avec la conservation de la forme naturelle de ces organes; ces cas assez communs guérissent généralement très-bien à Kreuznach.

Si ce gonflement et cette induration sont au contraire la suite d'une métastase blennorrhagique, d'une affection syphilitique ou gonorrhéique négligée, par suite desquelles ces organes ont été transformés en tumeurs dures, noueuses, bosselées, qui présentent de la suppuration, des ouvertures fistuleuses et une défiguration du scrotum et des parties qu'il renferme, alors la guérisou sera difficile et demandera plusieurs cures très-longues.

Quelquefois on voit se développer des affections analogues à celles dont nous venons de parler, d'une manière lente et sans qu'il y ait eu une nouvelle infection, sur des sujets scrofuleux nés de parents syphilitiques ou qui dans leur jeune âge ont abusé de leurs organes génitaux (masturbation).

Presque tous les cas dont nous venons de parler sont compliqués de gonflement et d'induration des ganglions de l'aine, rarement de leur ulcération, adénopathie qui rend le traitement toujours plus long et plus difficile.

Nous avons été assez heureux de guérir par un traitement soutenu et conduit avec douceur des tumeurs de cette espèce dont tout l'aspect avait fait diagnostiquer une dégénérescence cancéreuse et pour lesquelles on s'était déjà préparé à une extirpation de l'organe.

Les indurations et l'hypertrophie de la prostate avec leurs suites, telles que: rétrécissement du calibre du canal de l'urèthre, de la vessie et du rectum, l'irritation inflammatoire ou nerveuse de ces organes et des régions voisines qui causent quelquefois des sensations très-pénibles, de la difficulté dans l'excrétion urinaire et fécale, trouvent presque toujours leur guérison par l'usage de nos eaux ; que ces états pathologiques aient pour cause un refroidissement, la suppression d'une éruption cutanée, ou bien une affection syphilitique ou gonorrhéique, ou enfin qu'ils proviennent d'une cause mécanique. Ces affections de la prostate s'accompagnent fréquemment de trajets fistuleux qui s'ouvrent dans le rectum ou dans son voisinage. La présence de ces fistules fait traîner la guérison en longueur d'une manière extraordinaire.

Pour le traitement de ces affections chroniques des parties génitales de l'homme, le traitement général est puissamment secondé par un traitement local qui consiste en bains de siége, en fomentations, en applications de compresses et en lavements avec l'eau minérale.

Les affections organiques des parties génitales de l'homme entraînent toujours des troubles dans les fonctions de ces organes, tels que des pertes séminales, l'impuissance et la stérilité. A mesure que s'avance la guérison des organes, les fonctions se rétablissent toutes seules. Nos eaux minérales guérissent même les irrégularités de l'activité sexuelle qui n'ont d'autre cause que la faiblesse et le manque d'excitabilité de ces organes; en fortifiant d'abord toute l'économie et en augmentant son excitabilité d'une manière générale, et en second lieu comme agent spécial, car elles sont un aphrodisiaque puissant; cette dernière action est puissamment renforcée par l'usage de douches sur la colonne vertébrale et sur le périnée.

MALADIES DES ORGANES GÉNITAUX DE LA FEMME.

De même que le jeune âge est représenté ici par des cas nombreux de scrofule, de même le sexe féminin nous fournit un grand nombre de maladies des organes génitaux.

Déjà avant le développement de la puberté, mais surtout pendant et après cette période de développement, ainsi que pendant et après les périodes mensuelles, les parties génitales de la femme sont le siége d'affections morbides multiples, qui, sous l'influence de causes extérieures, par l'activité fonctionnelle elle-même de l'organe principal, et surtout par l'irritation périodique dont il est le siége, sont exposées à des recrudescences fréquentes et finissent ainsi par se changer en affections chroniques. C'est spécialement dans les cas que nous allons énumérer, qu'on pourra espérer un bon résultat de l'usage de nos eaux :

Dans la catarrhe chronique et les flux muqueux du vagin, du col de l'utérus et de ses lèvres, plus rarement dans les flux et catarrhes de la cavité utérine elle-même (flueurs blanches, blennorrhée). Ces affections sont généralement la suite de refroidissements, d'une menstruation irrégulière, de couches, d'infection syphilitique et gonorrhoïque, de surexcitation de ces organes, par suite de coït ou de manœuvres contre nature ; les formes les plus graves se présentent ordinairement chez des personnes dyscrasiques et particulièrement chez celles qui sont scrofuleuses ; il est rare de ne trouver que tout simplement un catarrhe ; en général, il y a en même temps des érosions, des ulcérations, du boursoufflement de la muqueuse et de ses follicules, surtout dans sa portion vaginale.

Nous accorderons une mention toute particulière aux leucorrhées des jeunes filles (des enfants de deux à six ans), qui se déclarent quelquefois subitement et se montrent au dehors par la sécrétion d'un mucus jaunâtre ou jaune verdâtre assez épais qui s'écoule du vagin en quantité très-considérable. Il n'est pas rare que nous observions de ces cas lorsque les malades ont pris des bains pendant huit ou dix jours, très-souvent aussi comme crise terminale de la scrofulose; dans le dernier cas, ces flux muqueux n'apparaissent qu'au bout d'une cure de trois à quatre semaines et alors subitement et en quantité très-considérable (à la grande frayeur des mères que cet écoulement inquiète). Puis, au bout de huit à dix jours ils diminuent et cessent peu à peu complétement pour ne plus reparaître, même dans la période de puberté, et après la disparition de ces symptômes, ces enfants ressentent en général un bien-être général et marchent rapidement vers une guérison solide et durable.

Une autre espèce de flueurs blanches des jeunes filles qui est très-incommode et qui est provoquée et entretenue par l'irritation vermineuse que produit la présence d'ascarides, pénétrant même quelquefois dans le vagin, cède rapidement à l'usage de l'eau de la source d'Élisabeth, employée à l'intérieur en injections et au dehors en lotions.

Ces affections muqueuses ont pour conséquence des troubles les plus variés dans tout l'organisme. La digestion souffre, la composition du sang est altérée, la menstruation est irrégulière, le système nerveux réagit par des douleurs et des crampes qui souvent deviennent très-violentes sous forme d'irritation spinale et d'hystérie. Il nous arrive des filles et des femmes pâles, leucophlegmatiques, chlorotiques, anémiques, nerveuses, qui n'ont plus ni ton ni énergie vitale et dont le moral est singulièrement déprimé. Mais quel changement de scène après quelques semaines d'un traitement bien réglé ! A mesure que guérissent les affections locales, la nutrition s'améliore et toutes les fonctions de l'organisme commencent à s'exécuter avec régularité ; les malades redeviennent fraîches, fortes, riches en sang, les nerfs se fortifient, la menstruation devient régulière, toutes les fonctions s'accomplissent facilement et avec énergie et ces femmes se trouvent de nouveau aptes et ont même de la tendance à remplir la destination dévolue à leur sexe.

Nous observons fréquemment des gonflements et des indurations congestifs, inflammatoires, hypertrophiques de la portion vaginale, comme manifestation concomittante ou consécutive de blennorrhées invétérées ; les affections analogues de l'utérus lui-même sont plus rares. L'épaississement des lèvres du col de la matrice, accompagné d'ulcérations fongueuses et saignantes qu'on confond assez souvent avec une dégénérescence cancéreuse, se guérit assez fréquemment par l'usage de nos eaux.

GONFLEMENTS ET INDURATIONS DU TISSU MÊME DE L'UTÉRUS, DES OVAIRES ET DE LEURS DÉPENDANCES.

Ces états pathologiques se montrent à la suite d'inflammations aiguës et chroniques, de traumatismes causés par des accouchements pénibles, de chutes et de coups sur ces parties, de troubles de la menstruation et du flux lochial, à la suite de refroidissements, de dépôt de produits morbides, scrofuleux, herpétiques, syphilitiques ou mercuriels, enfin à la suite d'une influence morale déprimante qui a duré longtemps. Ils se traduisent en général au dehors sous les formes suivantes :

Sous forme d'*hypertrophie de l'utérus*, qui n'intéresse cependant pas tout le corps de la matrice, mais seulement quelques segments et de préférence le segment vaginal. Cette hypertrophie peut se montrer à la suite de toutes les causes qui occasionnent une hyperémie persistante ou souvent répétée de cet organe.

Sous forme d'*inflammation chronique de la substance utérine*, à la suite d'inflammation aiguë, entretenue par une irritation persistante ou répétée. Le traitement de cette affection demande beaucoup de prudence et souvent nécessite des émissions sanguines, en même temps que la malade devra éviter avec soin toute espèce d'irritation.

L'épaississement du tissu utérin à la suite d'exsudation dans sa substance de produits plastiques; quand ces produits ne s'organisent pas, il en résulte des tuméfactions non élastiques, dont la forme et la consistance sont peu marquées, et qui se perdent et se confondent insensiblement avec le tissu normal de l'organe; leur volume varie depuis celui d'une noix jusqu'à celui du poing.

Quand la masse exsudée prend une organisation définitive, il en résulte des néoplasmes fibreux et sarcomateux (fibroïdes). Ceux-ci se distinguent par leur dureté élastique et leur insensibilité; leur forme est en général ronde, leur surface unie, quelquefois cependant elle est bosselée; quelquefois il n'y a qu'une tumeur, d'autres fois il en existe plusieurs répandues dans le tissu de la matrice; quand il y en a plusieurs, elles peuvent être isolées ou confondues en une seule masse, dont le volume peut être seulement de la grosseur d'un œuf, mais qui d'autres fois prend des dimensions telles, qu'elles remplissent toute la cavité pelvienne et même la cavité abdominale; elles peuvent siéger sous une des deux membranes de revêtement du corps de l'utérus, sous la séreuse externe ou sous la muqueuse qui tapisse sa cavité, ou bien dans la substance utérine elle-même. Elles siégent plus souvent au fond de l'utérus qu'à la surface corticale.

Gonflement des ovaires. Cette affection est ordinairement la suite de congestions sanguines ou d'inflammations, ou la suite du dépôt, d'un exsudat plastique ou d'une hypertrophie et de la formation de néoplasmes; ces tumeurs peuvent avoir des dimensions très-petites et alors elles sont très-difficiles à diagnostiquer; d'autres fois, au contraire, elles acquièrent un volume énorme et remplissent toute la cavité pelvienne et toute la cavité abdominale. Les formes qu'on observe le plus souvent sont les suivantes: l'hydropisie simple des follicules, qui atteint des dimensions considérables par suite de l'accumulation énorme d'un liquide fluide et séreux, ou plus épais et trouble, et dont la couleur varie du jaune citrin jusqu'au brun foncé; ensuite les kystes colloïdes, qui n'atteignent pas en général les dimensions des tumeurs précédentes et qui ne prennent que tout au plus le volume d'une tête d'adulte.

Les caractères de ces tumeurs de l'ovaire diffèrent

complétement de ceux des fibroïdes, car leur consistance est presque toujours molle, et elles laissent même percevoir quelquefois de la fluctuation; elles sont en général peu sensibles et ne deviennent douloureuses que quand on exerce sur elles une pression très-forte ou quand elles sont le siége d'une irritation congestive.

On observe encore d'autres tumeurs qui sont situées dans les feuillets du péritoine, entourant les organes utérins et qui renferment un produit séreux ou plastique.

Dans toutes les affections organiques dont nous venons de parler, les tissus environnants participent au processus morbide et présentent du gonflement, ou bien la pression que ces tumeurs exercent sur eux les condensent et peu à peu ils sont résorbés et s'atrophient. Ces tumeurs étrangères sont influencées plus ou moins par les processus physiologiques ou pathologiques dont est affecté l'organe sur lequel elles siégent; ainsi, par exemple, pendant la menstruation, la grossesse ou d'autres irritations physiologiques, elles se ramollissent et se gorgent de sang.

Les symptômes et les effets consécutifs de ces affections sont très-variables selon leur siége et selon l'importance de la dégénérescence organique; les règles suivantes trouvent une application assez générale : plus ces tumeurs siégent profondément, plus grande est l'intensité des troubles qu'elles provoquent; le volume de la tumeur est en rapport avec la violence des symptômes; les déplacements et les changements de forme sont presque toujours des effets de l'état maladif de l'organe sans que la réciproque soit vraie; ainsi, par exemple, dans les cas que nous avons observés, la rétroversion était toujours la suite d'un épaississement de la paroi postérieure de la matrice et se dissipait avec la guérison de l'état local qui lui avait donné naissance.

Les manifestations morbides essentielles des affections dont nous venons de parler consistent en une altération de l'activité spécifique de l'organe affecté, et se traduisent au dehors par des troubles de la menstruation, par des fausses couches, des flux sanguins, des flueurs blanches, par la stérilité ; ou bien elles consistent en une pression mécanique que ces organes épaissis et déplacés exercent sur les régions voisines, sur la vessie, sur le rectum, sur les nerfs et les vaisseaux de ces régions, en troublant ainsi les fonctions et le jeu régulier de ces parties, troubles fonctionnels qui se manifestent au dehors par une sensation de froid, de tiraillement, de fatigue et de douleur dans la région sacro-lombaire, de pression et de pesanteur dans le bassin; par de l'engourdissement des extrémités inférieures, par de l'œdème autour des malléoles, par l'apparition de varices, par de la difficulté et des douleurs pendant la marche et la station debout, et enfin par des difficultés dans l'excrétion urinaire et fécale; d'autres fois ce sont des organes plus éloignés qui souffrent par sympathie, souffrances qui se manifestent par des douleurs, des crampes, des symptômes d'hystérie et d'irritation spinale, par des troubles de la digestion et de la nutrition, par la chlorose et une faiblesse générale. Un autre phénomène sympathique très-remarquable, c'est le changement qu'éprouvent les seins dans ces maladies. En effet, ces organes se gonflent, deviennent durs et sensibles sans qu'on puisse expliquer cette manifestation par aucune cause directe.

Dans le traitement de ces formes morbides, le traitement local a au moins autant d'importance que le traitement général; nous ordonnons avec beaucoup de succès dans ces cas des bains de siége, des injections dans le vagin et dans le rectum, des cataplasmes et des fomentations sur le bas-ventre, et c'est de ces dernières surtout que nous obtenons d'excellents effets.

L'irrégularité de la menstruation, la chlorose, la stérilité, l'hystérie, qui ont leur point de départ dans les affections organiques des parties génitales dont nous venons de parler, s'amendent ou se guérissent en même temps que ces dernières. Les affections morbides idiopathiques, qui se montrent si souvent chez des personnes scrofuleuses et sont combinées avec de la faiblesse ou avec d'autres troubles fonctionnels des parties génitales, mais sans qu'il y ait une altération organique appréciable, se guérissent même en général par l'usage de nos eaux.

Chez les femmes insensibles et stériles, nos sources agissent fréquemment comme aphrodisiaques. Si par faiblesse naturelle, ou à la suite de fausses couches antécédentes, la matrice a de la prédisposition à répéter cette expulsion prématurée qu'on cherche tant à éviter, l'usage de nos eaux parviendra souvent à fortifier cet organe au point de le rendre apte à mener à bonne fin une grossesse nouvelle.

MALADIES DES SEINS.

Outre les affections sympathiques que l'on observe sur les seins quand les organes génitaux sont malades, ces organes sont aussi fréquemment le siége de maladies idiopathiques. Bien que les seins n'acquièrent leur développement physiologique complet qu'à l'âge de la puberté, développement qui atteint son maximum pendant la période de l'allaitement, et, bien que ces organes soient exposés à des affections diverses, précisément par l'exercice de leurs fonctions, ils n'en sont pas moins aussi très-fréquemment le siége d'altérations pathologiques, avant ces deux périodes, *développement de la puberté* et *allaitement,* et même après elles, quand déjà leur activité spécifique a cessé de fonctionner. Nous devons convenir que toutes les maladies des seins ne trouvent pas leur guérison chez nous ; cependant nous guérissons la plupart d'entre elles, pourvu qu'elles soient récentes et pas trop loin de leur début.

Il y a plusieurs espèces de ces affections dans lesquelles nos eaux sont indiquées ; nous les passerons rapidement en revue en suivant l'ordre des tissus qu'elles intéressent.

Dans le tissu cellulaire, nous observons souvent des tumeurs lymphatiques scrofuleuses qui s'étendent quelquefois jusqu'au fond du pli de l'aisselle ; les sarcomes et les cystosarcomes, les lipomes et d'autres tumeurs, qui sont la suite d'inflammations antécédentes, d'exsudations plastiques ou d'autres processus morbides, sont plus rares ; on observe encore, quoique très-rarement, dans le tissu cellulaire, des grumeaux sanguins, reliquats d'épanchements hémorrhagiques qui se sont organisés, ou de foyers purulents qui ont laissé des noyaux crétacés par la résorption de leur partie liquide.

Il nous arrive quelquefois des hypertrophies du système glanduleux, et cette altération se présente même quelquefois sous la forme de la tumeur mammaire glanduleuse de Cooper.

Nous observons plus fréquemment de la dilatation simple ou en ampoule des vaisseaux galactophores, ou des tuméfactions et des gonflements des glandes sécrétoires (galactocèle).

Toutes les tumeurs dont nous venons de parler peuvent intéresser les seins d'une manière partielle ou générale; presque toutes sont à leur début bénignes et curables et se présentent ordinairement sous la forme de gonflements recouverts par une peau saine; mais par suite d'inflammation suivie de fonte purulente, elles peuvent aussi s'être transformées en tumeurs ulcérées; elles ont généralement pour point de départ une des causes suivantes : un traumatisme, des refroidissements, la suppression d'exanthèmes cutanés, un obstacle à l'excrétion du lait, des troubles de la menstruation dans le jeune âge et la cessation des règles à l'âge critique; très-fréquemment ces affections organiques des mamelles s'observent sur des personnes scrofuleuses; il n'est même pas rare de leur trouver une origine héréditaire.

La guérison se fait le plus souvent par une résorption progressive des parties indurées et tuméfiées; il nous a même été donné de guérir par un traitement soutenu, et qui quelquefois a duré des années, des tumeurs que leur aspect avait fait prendre pour des dégénérescences cancéreuses, dont elles présentaient en effet toutes les formes à s'y méprendre, et pour lesquelles de grands chirurgiens avaient déjà proposé l'extirpation. Quelquefois cependant ces tumeurs, au lieu de se résorber, se guérissent par la fonte purulente et se transforment en abcès de bonne nature. Dans ces cas, pour ne pas laisser les malades souffrir trop longtemps, et pour conserver au sein sa forme normale, il est important de pratiquer une incision méthodique pour vider l'abcès dès qu'il est mûr. Il nous est arrivé plusieurs cas de ce genre dans lesquels des tumeurs mobiles, insensibles, qui existaient depuis dix ou quinze ans, se sont fondues par suppuration à la suite de l'usage de nos eaux, et après que les abcès furent vidés, les seins présentaient une cicatrice régulière et très-belle.

Dans des cas où, après une opération sur des tumeurs qui paraissaient suspectes, il était revenu des gonflements sur le siége même qu'occupait la première tumeur, une cure par notre eau minérale est souvent parvenue à arrêter les progrès de cette tuméfaction et à prévenir ainsi une récidive imminente.

Dans les cas de cancers ulcérés et incurables, l'emploi de nos eaux minérales modère quelquefois les hémorrhagies, calme les douleurs et prolonge ainsi la vie en rendant l'existence plus supportable. Il est bien entendu que nous n'avons pas la prétention de guérir ces affections.

On a observé que les dégénérescences des seins, qui avaient été opérées après une cure régulière faite par nos eaux minérales, ne récidivent pas aussi fréquemment que celles pour lesquelles on n'avait pas fait de traitement préalable.

MALADIES DES OS ET DES ARTICULATIONS.

Ces maladies se présentent souvent comme une localisation des cachexies scrofuleuses, syphilitiques et gonorrhoïques; elles ont plus rarement une origine traumatique, rhumatismale ou goutteuse.

Ces formes morbides naissent par l'inflammation et

le dépôt d'éléments plastiques dans le périoste, dans les os, les cartilages et les parties molles environnantes; dans les stades plus avancés, il se forme des abcès, des ulcérations, de la carie et de la nécrose.

Le siége de prédilection de ces affections sont les os spongieux, les vertèbres, les extrémités articulaires, les os du milieu de la main et du pied et le sternum; les os du bassin, du crâne, du nez et de la voûte palatine sont plus rarement atteints. Parmi les os longs, ce sont surtout ceux de la jambe et du bras, les clavicules, les côtes, les phalanges de la main et du pied qui s'affectent.

Nous observons de préférence ces maladies du système osseux sur des enfants scrofuleux, et surtout sur les enfants de ce genre descendant de parents qui présentent ou présentaient des affections syphilitiques ou mercurielles. Ces dernières se distinguent des formes purement syphilitiques en ce que ceux qui en sont affectés n'ont pas de douleurs nocturnes.

En fait de maladies des articulations, nous observons surtout la tumeur blanche du genou, de la hanche et du coude; cependant il n'est pas rare que nous l'observions aussi sur la colonne vertébrale. Le développement de ces tumeurs blanches peut être chronique d'emblée ou être la suite d'une inflammation dyscrasique de la capsule articulaire, dont la cavité se remplit de pus; puis, successivement, la membrane synoviale, les surfaces cartilagineuses et enfin l'os lui-même participent au processus morbide, s'ulcèrent, les parties molles voisines s'infiltrent, le pus finit par les perforer et par s'écouler au dehors, et il en résulte des abcès articulaires.

La marche de ces affections est très-longue ; leur terminaison la plus fréquente est l'ankylose vraie, quelquefois des subluxations avec raccourcissement du membre ; souvent aussi la constitution s'altère, le sang devient dyscrasique, il se déclare de la fièvre hectique et le drame se termine par la mort.

La carie articulaire est tantôt la suite d'une tumeur blanche, et tantôt celle d'une inflammation primitive avec ulcération des apophyses (arthrocace) ; dans les cas les plus graves, le pus se fait jour dans la cavité articulaire, et il en résulte une tumeur blanche secondaire ; une circonstance beaucoup plus favorable, c'est de voir le pus, au lieu d'entrer dans la cavité articulaire, perforer les parties molles, se faire jour au dehors et former ainsi un abcès qui, en règle générale, finit par se fermer sans provoquer de difformité.

L'hydropisie articulaire chronique qui reste quelquefois après une inflammation aiguë ou se développe par un processus subinflammatoire, la gêne des mouvements et la raideur complète (*ankylosis spuria*), qui sont la suite d'une exsudation séreuse ou plastique entre les parties molles, ou de cicatrices trop dures, obtiennent toujours de l'amélioration et même souvent une guérison radicale par l'emploi de nos eaux minérales.

Le traitement de toutes ces maladies du système osseux et articulaire est très-long et exige la plupart du temps plusieurs cures consécutives. Dans ces affections, le traitement général est toujours secondé puissamment par l'application topique de nos eaux minérales, qui consiste en bains locaux, en injections, en fomentations, en douches et en cataplasmes; pour les applications locales, nous nous servons avec beaucoup de succès de la boue minérale qui se dépose dans les cuves, les tuyaux et les auges des bâtiments de graduation.

LA MALADIE ANGLAISE (RACHITISME).

Cette maladie s'observe particulièrement sur des enfants dont les parents étaient scrofuleux, rachitiques ou atteints d'une autre affection dyscrasique; ou encore sur des enfants dont le développement a été arrêté dans leur jeune âge par l'usage d'un lait mauvais, pauvre en sels terreux, par une nourriture insuffisante, par défaut de soins de propreté, et surtout parce qu'on les laissait longtemps couchés dans des langes mouillées, ou encore parce qu'ils habitaient des logements humides, froids, sombres et privés de soleil.

Les symptômes de rachitisme se déclarent ordinairement dans la seconde année de la vie; ils se montrent d'abord aux bras et aux jambes pour envahir ensuite successivement tout le système osseux. Les extrémités articulaires se gonflent, les os se ramollissent, se courbent et se tordent, en produisant ainsi les difformités les plus variées : jambes tordues, rétrécissement du bassin, déviations de la colonne vertébrale, déformation du sternum et du crâne. Ces enfants apprennent très-difficilement à marcher, ou, s'ils ont déjà été un peu fermes sur leurs jambes, ils perdent cette faculté. La quantité des éléments, surtout celle des sels de chaux, qui entrait dans la composition de leurs os, diminue, la substance osseuse elle-même se raréfie, son rapport avec les tissus organiques est quelquefois comme 1 est à 4 ou même comme 1 : 8, au lieu d'être comme 3 : 1, comme on l'observe pour la substance osseuse normale; les progrès de l'ossification sont retardés et rétrogradent même dans beaucoup de cas; de même que dans la scrofulose, de même aussi dans le rachitisme, les organes glanduleux, surtout le foie, prennent un développement exagéré, il s'y forme des affections glanduleuses qui ne se montreront que plus tard, et l'urine dépose des sédiments très-abondants de sels phosphatés.

L'usage de notre eau minérale, soutenue par un bon régime, l'influence d'un air salubre, des logements chauds et les jeux en plein air, donnent d'excellents résultats dans cette maladie; plus tôt on s'y prend, plus aussi on est sûr d'obtenir une guérison rapide; à mesure que la constitution s'améliore, les gonflements des glandes et des extrémités osseuses diminuent peu à peu; les os redeviennent fermes, les sécrétions et les excrétions reprennent leur cours normal; les déformations qui ne subsistent pas encore depuis trop longtemps se redressent et disparaissent ensuite quelquefois complétement par les progrès de la croissance.

GOUTTE ET RHUMATISME CHRONIQUES.

Les formes anciennes et fixes de ces deux familles nosologiques qui se présentent chez des personnes scrofuleuses, et quand il ne reste plus d'irritation inflammatoire, ni de disposition à des congestions internes et à des métastases, conviennent pour nos sources minérales.

Les affections rhumatismales et goutteuses des articulations, des tissus fibreux et musculaires, des enveloppes séreuses qui tapissent les cavités internes du corps et les organes qu'elles renferment, se manifestent de la manière la plus variée, sous forme de gonflements, d'ulcérations, de gêne des mouvements, de paralysies, de raideur, d'exsudations plastiques et d'une série de souffrances névropathiques qui sont causées par le dépôt d'exsudations morbides sur leur tissus. La goutte a le plus souvent pour cause principale des troubles des organes du bas-ventre, et s'accompagne d'ordinaire de pléthore abdominale et d'affections hémorrhoïdales; l'activité de la peau et des reins est ordinairement troublée en même temps par irradiation sympathique. Le rhumatisme chronique est tantôt la suite d'un rhumatisme aigu et tantôt se développe d'emblée et peu à peu par suite d'une suppression longue et continue de la perspiration cutanée; c'est pour cela qu'on l'observe de préférence chez des personnes qui habitent des logements froids et humides ou qui s'habillent trop légèrement.

Il n'est pas rare de retrouver dans ces deux affections des prédispositions héréditaires, les parents de ces malades ayant souffert des mêmes affections ou ayant été affectés de scrofules, d'hémorrhoïdes ou de stases du bas-ventre, et présentant ainsi des prédispositions pour les deux maladies précitées.

Dans le traitement de la goutte, ce sont surtout les troubles de la digestion qui ressentent une influence particulièrement efficace de l'emploi de l'eau de la source d'Elisabeth prise à l'intérieur; contre les affections rhumatismales, on emploie de préférence des bains additionnés d'eaux-mères, les frictions, les douches, les bains de pluie et de poussière d'eau.

DES NÉVROPATHIES.

Dans les chapitres précédents, nous avons très-souvent mentionné des névropathies comme expression symptomatique d'affections organiques, et qui disparaissaient avec la guérison de la maladie qui les avait provoquées. Mais outre cela nous procurons quelquefois de l'amélioration dans des cas de névroses et de névralgies auxquelles on ne peut pas indiquer une origine matérielle, comme par exemple dans les cas d'hypochondrie, de mélancolie, d'hystérie, de chorée et autres manifestations douloureuses, qui consistent en crampes, en douleurs névralgiques, en une dépression morale et intellectuelle; les malades de cette catégorie nous sont fournis en général par les classes les plus élevées de la société, dont toute l'organisation et surtout le système nerveux sont affaiblis par suite de surexcitations psychiques, morales et physiques. Dans les cas de ce genre, ce ne sont pas seulement les eaux minérales qui amènent la guérison en améliorant l'état des humeurs et des forces; ce qui y contribue le plus, c'est le changement de la manière de vivre, l'influence de *scènes* et d'une société nouvelle, le repos de l'esprit et du cœur, la jouissance d'un air revivifiant, beaucoup d'exercice, et le séjour dans notre contrée si intéressante par sa nature même, par ses monuments historiques et l'état de sa culture.

Rentrent encore spécialement dans la sphère d'activité matérielle de nos ressources thérapeutiques les maladies suivantes : la congestion du sang vers la tête à la suite de troubles de la circulation du bas-ventre, de congestions et de gonflements de ses organes glanduleux; les exsudations qui se sont faites sur les méninges à la suite d'affections inflammatoires; les dépôts de substance scrofuleuse ou tuberculeuse dans la substance cérébrale et dans les méninges; les coagulums apoplectiques et leurs suites; les exostoses après la syphilis; l'hydrocéphale chronique et les autres affections analogues, surtout quand elles se présentent sur des sujets scrofuleux. Dans le traitement de ces affections, les eaux minérales ne sont pas utilisées comme résolutives et altérantes; il y a, au contraire, indication formelle à les faire agir de préférence comme purgatives et évacuantes.

Nous retrouvons sur la moelle épinière et sur ses enveloppes membraneuses et osseuses les mêmes maladies que nous avons observées sur le cerveau et ses enveloppes, par suite desquelles les fonctions de la moelle sont plus ou moins paralysées. Dans ces affections, outre le traitement général, nous employons souvent avec le plus grand succès un traitement local, qui consiste particulièrement en applications de compresses froides, en arrosements pendant que le sujet est dans un bain tiède et enfin en douches.

TABLE DES MATIÈRES.

www.ingramcontent.com/pod-product-compliance
Ingram Content Group UK Ltd.
Pitfield, Milton Keynes, MK11 3LW, UK
UKHW021102260726
13994UKWH00002B/650